LE CANCER
EN HÉRITAGE

LE CANCER
EN HÉRITAGE

NANCY LAMBERT ET MARIE-PIERRE MICHAUD

éditions

Éditeur : François Doucet
Révision linguistique : Serge Trudel
Révision : Nancy Coulombe, Carine Paradis
Design de la couverture : Sylvie Valois
Mise en pages : Sylvie Valois
ISBN 978-2-89565-908-2
Première impression : 2009
Dépôt légal : 2009
Bibliothèque et Archives nationales du Québec
Bibliothèque Nationale du Canada

Éditions AdA Inc.
1385, boul. Lionel-Boulet
Varennes, Québec, Canada, J3X 1P7
Téléphone : 450-929-0296
Télécopieur : 450-929-0220
www.ada-inc.com
info@ada-inc.com

Diffusion
Canada :   Éditions AdA Inc.
France :   D.G. Diffusion
Z.I. des Bogues
31750 Escalquens — France
Téléphone : 05.61.00.09.99
Suisse :   Transat - 23.42.77.40
Belgique :   D.G. Diffusion - 05.61.00.09.99

Imprimé au Canada

Participation de la SODEC.
Nous reconnaïssons l'aide financière du gouvernement du Canada par l'entremise du Programme d'aide au développement de
l'industrie de l'édition (PADIÉ) pour nos activités d'édition.
Gouvernement du Québec — Programme de crédit d'impôt pour l'édition de livres — Gestion SODEC.

Catalogage avant publication de Bibliothèque et Archives nationales du Québec et Bibliothèque et Archives Canada

Lambert, Nancy, 1968-

    Le cancer en héritage : biographie
    ISBN 978-2-89565-908-2
    1. Lambert, Nancy, 1968-   . 2. Lambert, Nancy, 1968-   - Famille. 3. Sein - Cancer - Patientes - Québec (Province) -
Biographies. I. Michaud, Marie-Pierre, 1947-   . II. Titre.

RC280.B8L35 2009   362.196'994490092   C2009-940899-6

En hommage aux femmes de ma famille mortes du cancer…

Pour celles qui restent, afin qu'elles croient en l'avenir sans cancer…

À mes parents qui, malgré eux, m'ont laissé le cancer en héritage…

Pour toutes les femmes qui ont lutté, luttent encore et lutteront pour leur survie.

Note de
Marie-Pierre Michaud

J'AI CONNU NANCY LAMBERT dans des circonstances particulières ; j'allais l'aider pour un temps à reprendre des forces. Son mari me reçut avec gentillesse et me montra une partie de la maison en attendant l'arrivée de Nancy. J'étais anxieuse, je l'avoue ; je n'aime pas beaucoup la maladie, et me retrouver tout à coup dans un milieu où la mort rôdait ne me plaisait qu'à moitié. Quelle ne fut pas ma surprise de voir surgir cette grande et belle jeune femme la main tendue, le sourire aux lèvres. J'ai cru un moment m'être trompée de personne en disant : «Vous êtes Nancy?» Justin est parti travailler après l'avoir embrassée et nous avons fait plus ample connaissance.

Rien dans cette maison ne démontrait quelque signe de maladie que ce soit, sauf lorsque Nancy sortit son immense sac de médicaments.

Au fil de la journée, Nancy me raconta brièvement son parcours avec la maladie, autant la sienne que celle de sa mère et celle de son père, tous deux atteints du même mal, le cancer. Elle me narra le décès de sa maman, dix ans plus tôt, et la bataille de son père, atteint d'un cancer du rein depuis maintenant vingt-deux ans. Elle me dit : «Je peux très bien tenir de mon père, tu sais ; je veux assister au mariage de mes enfants et voir grandir mes petits-enfants!»

Avec cette détermination dans les yeux et cette certitude inébranlable, je sentis qu'effectivement, elle avait toutes les chances de son côté.

Deux jours plus tard, elle commença à me raconter qu'elle avait assisté à son premier embaumement à l'âge de 6 ans! Je relevai un sourcil et m'assis sur le bord du tabouret pour l'écouter.

En fait, Nancy avait racheté la maison de son arrière-grand-père Stanislas Allen, embaumeur de métier. Son grand-père Napoléon Lambert, époux de Lucy Allen, reprenait le flambeau familial de son beau-père. Suivait son père, Daniel Lambert, qui bâtit le salon funéraire voisin de sa demeure. Nancy a par la suite repris elle-même la maison funéraire en 1997, jusqu'au jour où elle tomba gravement malade, en 2006. Elle vendit la résidence funéraire en 2007, soit dix ans après l'avoir officiellement acquise de son père.

Nancy et Justin, son époux, rachetèrent la maison ancestrale de Stanislas Allen ; Justin rénova entièrement l'intérieur, sous les « ordres » de Nancy qui suivait alors des traitements de chimiothérapie. Toutes les rénovations furent effectuées avec succès ; d'ailleurs, la salle de bains créée et décorée par ce courageux couple se mérita le 1er prix dans la catégorie « ma pièce préférée » du prestigieux magazine *Les Idées de ma Maison,* en mars 2008.

La semaine suivante, Nancy en avait encore à conter et à raconter. C'est alors que je lui offris d'écrire sa biographie.

L'histoire que vous allez lire pourra parfois vous paraître abracadabrante. Certains passages vous choqueront certainement, d'autres vous feront sans doute frémir, notamment en ce qui concerne l'embaumement. Vous allez tantôt rire, tantôt pleurer. Vous allez douter par moments, mais jamais ce récit ne vous laissera indifférent, car tout ce que vous y lirez s'est réellement passé.

Je vous souhaite donc un merveilleux voyage dans la vie surprenante de Nancy Lambert.

Marie-Pierre Michaud

Table des matières

Nancy raconte   11

Les origines des Allen-Lambert   15

Descendance des Allen-Lambert au Canada   17

Grand-maman Lucy Lambert   21

Tante Marie-Paule Lambert   23

Famille Guay   27

La balançoire   29

Maman et papa et moi   31

La maison paternelle   37

La maison familiale   41

Mes grands-parents Lambert   43

Souvenirs d'enfance   45

Premier embaumement à 11 ans   51

Mes mésaventures   61

Premières menstruations   65

Nancy sous surveillance   69

Mon voyage en Allemagne   71

Un terrible accident   83

Le cancer de mes parents   87

Ma rencontre avec Justin   91

Mes enfants   97

L'entreprise funéraire   107

Le décès de maman   113

La promesse   125

La Vie versus la Mort   133

Les traitements!   139

Des funérailles personnalisées   159

Mon père, cet être mystérieux   173

Mes expériences ésotériques   179

«Our yesterdays are our tomorrows»
(Nos hiers sont nos demains)   185

L'Irlande, terre de mes rêves   189

Ma rencontre avec un ange   199

Témoignages   203
Le papa et la maman de bébé Nicolas   203
Les grands-parents de Nicolas,
(pères et mères de Daniel Drapeau),   204
Témoignage de Jacqueline   206
Lettre de Daniel Lambert à sa fille Nancy   206
Lettre à mon papa   210
Martine, une amie de Nancy   214
Hélène Roussin, une amie de Nancy   215
L'infirmière pivot de Nancy   218
Un mot de Marie-Pierre à Nancy   219

Remerciements   221

Les étapes d'une vie   225

À propos des auteures   231

Nancy raconte

QUAND ON M'A ANNONCÉ que j'étais atteinte d'un cancer du sein, ce fut comme un tremblement de terre! Un tsunami! L'état de choc! L'incompréhension! Le refus! Je sentais la peur et la colère gronder dans le fond de mes tripes. Je manquais d'air.

Voyez-vous, une telle vérité change immédiatement et irrémédiablement notre statut : dorénavant nous sommes des personnes malades... Ma-la-de! Horreur! Pas moi, NON!

J'ai peur. Je suis étourdie. La révolte s'en mêle : « Pourquoi moi, pourquoi ? » L'angoisse aussi : « Quand est-ce que je vais mourir...? », « Vais-je voir grandir Nicolas, Émilie et Rébéka ? »

En quelques secondes, ma vie, mes projets d'avenir, mes rêves même les plus fous, s'effondrent. J'ai tellement peur de souffrir. Je ne veux pas de ce cancer-là. C'est bien assez que mes deux parents aient eu le cancer. Est-ce que le bon Dieu va me lâcher un peu ?

Je n'aurais pas voulu être à la place de mon médecin de famille, la Dre Claire Nantel, qui a dû trouver les mots pour m'apprendre cette réalité. Elle a pourtant su les trouver, ces mots, nous expliquer, tenter de rassurer mon mari qui était très en colère contre la médecine, contre la vie. Elle a voulu nous apprendre les étapes à suivre, mais elle savait très bien que nous étions experts en la matière! Elle aussi a vu papa et maman être atteints par le cancer.

Justin et moi basculons dans un monde incroyable : on parle de traitements, d'examens, c'est un départ vers l'inconnu. Même si on est déjà passés par là, par personne interposée, on lit tout ce qui nous tombe sous les yeux. On tente d'apprendre, de parler avec notre entourage. On considère les différents traitements. On recherche le soutien et les conseils de ceux qui sont déjà passés par là. Le sujet est incontournable et tout à fait envahissant. Bientôt, le jargon médical n'eut plus aucun secret pour mon mari et moi.

Ceux qui me connaissent savent qu'une fois lancée, rien ne peut m'arrêter. Je lisais tout. Je questionnais sans cesse mes médecins ; vous savez, rien de mieux que cette attitude pour prendre les choses en mains, et rien de mieux pour prendre d'importantes décisions en toute connaissance de cause. Ce dont j'avais besoin, en fait, c'était de savoir que ma famille et mes amis pensaient énormément à moi. Les expériences de ma mère et de mon père m'ont aussi beaucoup éclairée.

Le souvenir de nos parents disparus, emportés par cette maudite maladie, que ce soit des proches ou des gens pour qui j'ai fait des funérailles, me hantait. Je pensais à ma voisine Martine Vachon, entre autres, décédée du cancer du sein à l'âge de 33 ans, laissant derrière elle deux jeunes filles et un mari éplorés. Je pensais à tout ce qu'elle avait dû traverser, à tous les deuils qu'elle a dû faire aussi avant de quitter ce monde.

J'extrapolais. Je transposais aussi, beaucoup trop. C'est très dangereux de transposer, car on perd rapidement le contrôle. On se met à déraper et par la suite, on risque fort de sombrer dans le désespoir le plus profond.

Justin, mon mari, m'a offert son appui dès les premiers instants. Sans aucune préparation, il a su me consoler, me rassurer, me choyer, m'aider à assimiler la mauvaise nouvelle, me donner de l'énergie, de l'amour, de l'espoir, l'espoir de vivre, de me battre. Ce fut mon «coach» numéro 1. Aurais-je eu la force de me battre sans sa présence? J'en doute.

Certaines études démontrent qu'il existe bel et bien un lien direct entre le cancer et le stress. Pourtant, le stress nous talonne jour après jour et ce, dès l'annonce fatidique du diagnostic. Vous ne trouvez pas ça ironique? Essayez d'éliminer le stress de votre vie, sinon vous allez être malade et quand vous le serez, ne stressez pas avec ça! Non mais…

Pourtant, une femme a tenté de m'amener à reprendre le contrôle de ma vie : ma tante Jeanne-Mance Guay, qui a vécu exactement la même histoire en 1994.

Elle est la sœur de maman et fut la deuxième personne dans notre famille à vivre cette mauvaise expérience qu'est le cancer du sein.

Aujourd'hui, elle est en pleine forme et ça fait plus de quatorze ans qu'elle a livré sa bataille! De quoi me donner encore plus d'espoir. Elle fait partie d'un regroupement qui s'appelle «Bonjour la Vie» et elle m'a amenée à une réunion, un jour où je sortais à peine de la salle d'opération. J'y ai été accueillie avec tendresse et compréhension; à vous toutes qui m'avez soutenue, je vous lève mon chapeau et vous dis à mon tour : «Et bonjour, bonjour la vie, moi j'vais bien et j'continue!»

Les études démontrent que faire partie d'un groupe de soutien améliore la qualité de vie des femmes souffrant du cancer du sein tout en prolongeant leur espérance de vie de manière importante.

Voici mon histoire, et celle de mes parents atteints eux aussi du cancer.

Je vous offre ma vie en espérant que mon témoignage vous apporte Espoir et Amour.

Nancy

déjà un solide gaillard, mais tout de même ! Elle fouilla avec soin son cabas et en sortit un bout de tissu sur lequel elle inscrivit : « *Gone to Canada, join us. Love, Mum.* » Pourvu qu'il trouve rapidement un navire en partance pour le Nouveau Monde, pensa-t-elle tout en se signant. Elle plaça la missive bien en vue, près de l'horloge grand-père, héritage de ses parents, qu'ils devaient abandonner faute de place sur le navire.

Arthur quittait la maison sans espoir de retour. Toute la famille s'entassa dans le buggy et ils prirent la route en direction du port de Wexford où les attendait un navire en partance pour l'Amérique. Après s'être assuré que tout son monde était bel et bien à bord, Arthur monta sur le pont. Le regard perdu dans le vague, il vit s'éloigner cette terre si chère, sachant que plus jamais il ne reverrait les rivières sinueuses dévalant les montagnes de Blackstairs et Knockmealdown, traversant les vallées fertiles pour se jeter dans la mer d'Irlande.

À bord, plusieurs familles s'entassaient dans le cargo affecté principalement au transport du bois d'œuvre. Profitant de son retour vers le Canada, nombre de familles souhaitant une vie meilleure payaient un prix qui leur semblait raisonnable pour s'embarquer vers l'Amérique. Souvent, ils ignoraient que ces navires contaminés par le bois pourri serviraient de cercueil à plusieurs d'entre eux.

Arthur espérait que tous s'en sortiraient vivants et trouveraient au Canada la terre d'accueil promise. À son grand désespoir, il vit périr nombre de ses compatriotes. Le typhus, le choléra et la fièvre sévissaient. Dès que quelqu'un mourait, le corps était jeté par-dessus bord. Plusieurs ne verraient pas leur nouvelle patrie, d'où le surnom de bateau-cercueil.

Près d'un an après leur arrivée en terre canadienne, Arthur, qui comme à l'accoutumée guettait l'arrivée des bateaux en provenance d'Europe, vit débarquer de ce grand navire marchand son fils tant attendu. Dès le retour de Dennis, Arthur et Margaret partirent s'installer à Saint-Anselme-de-Bellechasse. On leur avait donné un petit lopin de terre de bois debout. Ils devraient construire une maison, défricher la terre, la labourer puis l'ensemencer ; alors, ils seraient chez eux, enfin !

Descendance des Allen-Lambert au Canada

ARTHUR ET MARGARET eurent d'autres enfants en terre canadienne, dont Johnny qui sera mon bisaïeul, de qui descendra la lignée de Lucy Allen, ma grand-mère adorée, elle-même fille d'Arthémise Bourgault et de Stanislas Allen, forgeron de Saint-Patrice-de-Beaurivage. Les enfants de Stanislas et d'Arthémise grandirent en vigueur, en beauté, et bientôt, Lucy, leur deuxième fille, devint une demoiselle à marier. Il était de coutume dans nos villages, à cette époque, d'héberger des apprentis lorsque l'homme de la maison exerçait une seconde profession. Chez les Allen, il en allait de même.

Mon grand-père Napoléon était natif de Sainte-Agathe-de-Lotbinière. Il eut de nombreux frères et sœurs; son père et sa mère eurent une vingtaine d'enfants.

À l'âge de 12 ans, Napoléon partit travailler aux chantiers à titre d'apprenti cuisinier. Il apprit à entretenir le camp et à cuisiner pour tous les bûcherons. À son retour, il s'installa sur la ferme familiale, mais dès qu'il eut 18 ans, il vint faire un stage chez le forgeron du village de Saint-Patrice, un Irlandais nommé Stanislas Allen.

Stanislas avait une jeune fille nommée Lucy. Elle trouvait le nouveau bien de son goût. Une idylle se développa. Pour demander la main de la belle, Napoléon négocia avec Stanislas et lui proposa de prendre la forge pour ainsi poursuivre son œuvre en échange de la main de sa fille. Stanislas, quelque peu surpris de cette manière assez cavalière de recevoir une demande en mariage, accepta néanmoins avec empressement, ravi de voir que son travail serait perpétué à travers ce gendre venu d'ailleurs.

C'est ainsi que Napoléon et Lucy unirent leur destinée. La belle Lucy afficha sa fierté d'avoir réussi à mettre le grappin sur ce bel Agathois, car Napoléon était beau, grand et avait fière allure, racontait-elle.

En plus de son métier de forgeron, Stanislas était ce que l'on appelait autrefois un croque-mort! Son travail consistait simplement à préparer les corps des défunts, à les laver et à les mettre en exposition dans leur maison.

Plus tard, il transmit son commerce à son gendre qui, en 1930, alla suivre un cours en thanatopraxie chez Lépine et Lépine, à Québec. Cette formation le rendit plus apte à servir et aider les gens de sa région. Durant ses études, Napoléon Lambert résida chez son beau-père, Stanislas Allen, sur la rue du Sault-au-Matelot, dans la basse ville de Québec.

Napoléon et Lucy poursuivirent l'œuvre de Stanislas Allen et ainsi apportèrent aux citoyens des paroisses avoisinantes leur savoir-faire mortuaire. On venait de très loin pour quérir l'embaumeur, qui possédait une excellente réputation. Le travail ne manqua pas et rapidement, Napoléon put profiter d'une renommée régionale très enviable, lui assurant un avenir confortable pour sa famille.

Quelques années plus tard, Napoléon Lambert devint un des membres fondateurs de la prestigieuse «Corporation des embaumeurs du Québec», qui, plus tard, changea de nom pour s'appeler la «Corporation des thanatologues du Québec» telle que nous la connaissons aujourd'hui.

Pendant que Napoléon embaumait, Lucy s'occupait des contrats avec les clients. À cette époque, cela se résumait à quelques écrits sur une feuille de papier. Lucy était le cœur de l'entreprise, celle qui faisait tourner la roue par son habileté à communiquer et à aider les familles éplorées.

Mon grand-père était un homme travaillant qui ne parlait pas beaucoup, mais tout son être dégageait une force et on ressentait sa présence. Il en imposait, comme on dit.

Cet amour du travail bien fait fut légué à leur plus jeune fils, Daniel, qui allait devenir mon père. Celui-ci nourrissait la même passion que ses parents pour la thanatologie. Il obtint son diplôme de thanatologue lui aussi, puis devint à son tour membre de la Corporation des thanatologues du Québec. Il n'osa pas avouer à sa famille qu'il aurait préféré travailler dans ce nouveau domaine que l'on appelait l'électronique.

Daniel Lambert avait une vision moderne des choses et il allait bientôt créer sa propre entreprise funéraire. Son père l'encouragea dans ses démarches et plus tard, il acquit une salle d'embaumement moderne équipée des dernières technologies.

Grand-maman Lucy Lambert

Curieusement, pour Nancy, parmi les meilleurs souvenirs de sa grand-mère Lucy, il y a ceux où elle se faisait disputer en anglais! Elle se sentait alors différente de ses amies, elle faisait partie d'un clan…

MES GRANDS-PARENTS LAMBERT EURENT TREIZE ENFANTS, dont neuf survécurent, la plupart de ceux qui sont décédés étant morts très jeunes. Papa est l'avant-dernier et le deuxième garçon d'une famille composée principalement de filles.

J'adorais grand-maman Lucy. Dans mes souvenirs, je la vois se berçant tout en nous tricotant des bas ou des mitaines, ou encore remplissant les bonbonnières qu'elle déposait partout dans la maison. C'était une petite bonne femme sévère toujours bien mise, portant des robes fleuries sous un tablier bien empesé. Elle était rondelette, accueillante et très irlandaise. Grand-maman Lucy a toujours été à l'écoute de nos besoins. Elle avait été une ménagère accomplie.

À l'âge de 40 ans, elle dut se faire opérer pour une hernie abdominale. Cette opération se passa plutôt mal et les médecins la déclarèrent décédée. Les infirmières sortirent dans le corridor la civière sur laquelle reposait le corps de ma grand-mère, un drap remonté sur son visage. Grand-maman aimait raconter qu'un prêtre passant près d'elle remarqua un mouvement sous le drap. Il donna l'alarme et on la ramena immédiatement en réanimation et aux soins intensifs. Femme d'une grande foi, elle dira toute sa vie que Dieu l'aura épargnée, car sa mission sur Terre n'était pas terminée. Suite à cela, grand-maman ne pourra plus beaucoup travailler et devra se fier sur ses filles pour le travail quotidien.

Malgré sa santé fragile, elle prenait le temps de nous écouter. Et malgré son penchant pour les commérages, les secrets familiaux demeuraient bien à l'abri dans son cœur.

Quand on parle d'elle aux personnes âgées de Saint-Patrice, plusieurs s'entendent à dire que grand-maman Lucy était une femme accueillante et très aimable. Elle aimait recevoir et sa porte demeurait toujours grande ouverte. Son moment préféré était le matin. Après le déjeuner, elle allait s'installer dans le hamac et attendait que quelqu'un vienne jaser avec elle, ce qui ne tardait jamais beaucoup.

Après le décès de mes grands-parents, tante Françoise (Chouchounne) sut perpétuer cette tradition et elle accueillit elle aussi à la maison paternelle les visiteurs qui se présentaient, accompagnant la conversation de bonnes galettes et de café frais tout comme le faisait sa mère.

Au décès de grand-mère Lucy, j'eus beaucoup de chagrin. Je n'avais que 11 ans et j'avais encore besoin de son écoute et de ses câlins. Ce qui me chagrine, entre autres, c'est qu'elle n'aura pas connu la femme que je suis devenue. Je sais que je partagerai tout cela avec elle lorsque je la rejoindrai dans un monde meilleur.

Tante Marie-Paule Lambert

*Parmi les femmes de cette famille, tante Marie-Paule fut celle qui marqua forte-
ment l'adolescence de Nancy. Plus qu'une simple tireuse de thé, tante Marie-Paule
fut une voyante reconnue et réputée ; on la traitait même de sorcière. Nancy, qui
aimait se distinguer de ses amis, se flattait du fait que ladite tante clamait haut et
fort que sa nièce possédait son don de voyance.*

À chacune des visites de tante Marie-Paule à la maison familiale, ma
grand-mère devait gérer les entrées et les sorties : tout le monde voulait se faire
prédire l'avenir et prenait rendez-vous. Et comme elle arrivait avec sa marmaille,
c'est-à-dire son homme et ses 10 enfants, c'était le branle-bas de combat !

Comme j'étais impressionnée par tant de va-et-vient ! C'est d'ailleurs sur
la table de cuisine de grand-mère que tout avait commencé pour elle ; tante
Marie-Paule et ses sœurs s'amusaient à se prédire l'avenir. Sauf que dans le cas
de Marie-Paule, ses prédictions s'avéraient exactes à 90 %.

Un jour, alors que sa vie familiale ça n'allait plus, financièrement, mes tantes
lui suggérèrent de reprendre cette activité lucrative pour parvenir à joindre les
deux bouts.

Elle était entre autres la conseillère de plusieurs personnes connues (comme
le démontre le journal *Nouvelles Illustrées*, semaine du 20 au 26 juin 1982), dont
Yves Corbeil, Zamphir le célèbre flûtiste, et Jenny Rock, pour ne nommer que
ceux-là. Même le célèbre professeur Gazon, qui possédait sa propre émission de
radio à CKVL, lui rendit un hommage sincère.

Afin d'éloigner ma tante de tant de stress et de rencontres, oncle Tancrède lui paya un voyage à Haïti, à Port-au-Prince plus exactement. Dans l'avion, mon oncle, très fier des dons extraordinaires de sa femme, fit grand éclat de ses prédictions. On peut se douter que cela ne fut pas fait naïvement... Bien avant l'atterrissage, tante Marie-Paule avait déjà un carnet de rendez-vous bien rempli !

Quelques jours plus tard, des miliciens de Papa Doc Duvalier vinrent quérir ma tante pour l'amener auprès du président pour une séance de voyance. Connaissant la réputation du dictateur, oncle Tancrède était très inquiet et se demandait si ce voyage était somme toute une bonne affaire.

Les miliciens ramenèrent ma tante à bon port, aucun mal ne lui fut fait, mais quelle expérience ! Et ce ne fut pas la seule fois, car Duvalier aimait bien se faire prédire l'avenir par ma tante.

Marie-Paule et Tancrède retournèrent plusieurs fois en Haïti par la suite. Là-bas, on savait d'avance que Mme Gravel revenait au pays. Ma tante ne pouvait même plus sortir de sa chambre d'hôtel durant ses vacances ; plusieurs Haïtiens de la haute société faisaient la file dans le corridor afin d'avoir l'honneur de se faire tirer au thé par elle. Non mais, quelles vacances !

Alors que je m'apprêtais à partir pour un séjour de plusieurs mois en Allemagne, nous nous arrêtâmes quelques heures chez tante Marie-Paule. Dès notre arrivée, comme c'était la coutume, elle nous offrit la traditionnelle tasse de thé. Mine de rien, elle prit ma tasse et examina l'intérieur. Puis, en me regardant dans les yeux, elle me dit que je n'irais pas exactement là où je croyais aller, que je rencontrerais des femmes qui pourraient devenir une menace pour moi et pour une amie, et qu'à cause de cela, j'aurais à me définir face à elles. Que ce voyage serait difficile physiquement, mais que j'en reviendrais grandie et assagie ! Ce qui fut tout à fait vrai.

Elle ajouta que j'avais le même don qu'elle, mais que je ne voulais ni ne savais m'en servir. En terminant la rencontre, ma tante me regarda dans les yeux, prit mes deux mains dans ses vieilles mains jaunies par le tabac, et de sa voix rauque, elle me conseilla vivement d'étudier le tarot, ce que je ne fis pas. Mais ce n'est que partie remise.

Il y a déjà neuf ans qu'elle est allée rejoindre Lucy et Napoléon au cimetière de Saint-Patrice. Encore aujourd'hui, ses enfants reçoivent régulièrement des témoignages de nombreuses personnes qu'elle a aidées; mieux encore, souvent les vendredis 13, des gens qu'elle a déjà rencontrés téléphonent chez elle pour un rendez-vous!

Où que tu sois, chère tante, sache que tu tiens une place importante dans mon cœur.

Famille Guay

Bien qu'extrêmement attachée à sa famille Lambert, Nancy appréciait grande-
ment sa famille maternelle. Même si Saint-Patrice-de-Beaurivage était un petit
village, pour Nancy, ce n'était pas réellement la campagne. De temps à autre, elle
avait la permission d'aller passer quelques jours à la ferme avec ses cousins ; c'était
toujours la fête, d'autant plus que Nancy possédait déjà une solide réputation de
casse-cou.

J'AI ÉTÉ CHANCEUSE, DANS MA JEUNESSE, de pouvoir connaître les joies de la
vie à la campagne. Mes grands-parents maternels possédaient une grosse ferme
à Saint-Bernard-de-Dorchester et on peut dire que le travail n'y manquait pas.
Mon grand-père, Georges Guay, un homme vaillant et reconnu pour sa sagesse,
avait épousé la belle Alice Lemieux, une femme brillante et solide. Ensemble, ils
eurent 17 enfants, dont 15 survécurent. Ils nous ont quittés, grand-papa Georges
à l'âge vénérable de 93 ans et grand-maman Alice, à 98 ans bien sonnés.

Plusieurs frères et sœurs de ma mère sont des artistes : des sculpteurs, des
professeurs, des musiciens. Maman était la dixième de la famille. Deux de ses
frères, Noël et Marcel Guay, des sculpteurs fantastiques, ont pignon sur rue à
Saint-Jean-Port-Joli.

Cette famille Guay est tissée serrée, et malgré plusieurs décès dus au cancer,
ceux qui restent forment un clan où chacun est accueilli, consolé, aimé, protégé
et surtout encouragé dans notre cheminement avec cette saleté de cancer qui
décime la famille. C'est très rassurant de faire partie de ce clan.

Chaque année, mes tantes et ma mère avaient ce que l'on appelle aujourd'hui une journée de filles. Ma mère adorait ces rencontres. Nous n'avons jamais su ce qui se disait lors de ces journées, c'était leur secret…

Depuis le décès de maman, j'ai un attachement particulier pour une de ses sœurs, tante Jeanne-Mance, qui, comme je vous l'ai dit auparavant, fut atteinte d'un cancer du sein en 1994. Elle s'avère pour moi une bouée et un phare tant sa présence et ses conseils judicieux m'aident dans les moments les plus difficiles de ma propre maladie. Je me dis que si elle a pu en guérir, il y a de l'espoir pour moi aussi.

La balançoire

Cette fameuse balançoire fut d'une importance capitale pour toute la famille Lambert et même pour les familles avoisinantes ; j'oserais dire pour le village en entier. Plusieurs m'ont raconté des aventures reliées à cette balançoire qui fut déplacée lors de la réfection de la route menant à Saint-Sylvestre.

CONTRAIREMENT À MES GRANDS-PARENTS GUAY, mes grands-parents Lambert vivaient au village de Saint-Patrice, sur la rue Principale, tout près de la route menant à Saint-Sylvestre ; sur la galerie trônait une vieille balançoire à trois places, grinçante et brinquebalante. De tout temps, cette balançoire fut un lieu de rencontre, un point central dans le village. Tous et chacun s'y rejoignaient pour connaître un moment de gloire, épater les filles et les garçons du voisinage, faire des rencontres intéressantes qui changeraient leur futur, qui sait…

Témoin de premiers baisers, de premiers soupirs, de ruptures éclatantes, de recherche du meilleur parti, je vous garantis que cette balançoire en a vu des vertes et des pas mûres ! Je m'en suis moi-même servi plusieurs fois pour jaser avec mon chum, bien collés, nous berçant au gré du vent en regardant la rivière. J'entends encore tante Chouchounne nous dire, quand nous dépassions l'heure permise : « Bon, les jeunes, c'est l'heure d'aller vous coucher, là ! » Autrefois, c'était mon grand-père Napoléon qui disait cette phrase à ses propres filles qui veillaient avec des garçons dans la balançoire : « Aye, les p'tites filles, c'est l'heure de rentrer, là », sur un ton sans équivoque. Je vous jure que les « p'tites filles », et surtout leurs prétendants, détalaient à vive allure !

Mon grand-père était forgeron et avait pratiquement élu domicile dans sa boutique de forge. Il ne la quittait que pour pratiquer son métier d'embaumeur, sinon il y demeurait d'une étoile à l'autre, ne rentrant à la maison que pour manger et dormir. Heureusement, ladite forge se trouvait à quelques pas de sa maison. Il fut une époque où son métier l'amenait essentiellement à ferrer les chevaux. Par contre, lorsque j'étais enfant, ce métier consistait surtout à créer des objets en fer forgé pour des clients qui désiraient ornementer leur résidence. Les temps ont bien changé, maintenant, et les forgerons sont pratiquement chose du passé.

Maman et papa et moi

La vie nous amène parfois sur de drôles de chemins. La perte d'un amour, aussi douloureuse soit-elle, laisse le chemin libre pour un amour en devenir; l'héritage qui en découle ne se vérifie que bien des années plus tard.

DANIEL RÊVAIT DE RENCONTRER LA PERLE RARE, la femme qui viendrait le compléter, combler son vide intérieur, l'âme sœur, quoi. Déjà, très jeune, Daniel Lambert avait des ambitions et le travail ne lui faisait pas peur. Il accepta un boulot de gardien de sécurité à la salle de danse de M. Freddy Lefebvre. Le jeune homme y travailla et put ainsi, tout à son aise, lorgner les jolies filles qui s'y présentaient; l'attrait de l'uniforme lui donnait un tel prestige qu'il avait l'embarras du choix!

À cette époque, ma mère sortait d'une période de tristesse. Elle avait été fiancée à un soldat américain avec qui elle devait se marier. Il lui avait même offert une bague de fiançailles en argent sertie d'une perle.

Un jour, son fiancé partit pour Washington afin de préparer la venue de sa belle Florence au pays de l'Oncle Sam. Ce voyage allait changer le cours des événements. Se sentant bien seul, Paul eut une aventure avec la fille de son colonel, laquelle se retrouva enceinte. Il n'eut d'autre choix que de l'épouser ce Noël-là, c'est-à-dire dès le début de la grossesse.

Ma mère n'apprit l'inconduite de son fiancé que quelques mois plus tard. Cette nouvelle fit très mal à Florence. Elle fut anéantie! Elle pleura amèrement pendant de longs mois, refusant de sortir avec qui que ce soit. En plus de la douleur d'avoir perdu son fiancé, elle vivait la honte de ce déshonneur et de cette trahison.

Puis, le temps passa. Un jour, sa sœur Jeanne lui demanda de l'accompagner à un party de Noël à la cabane à sucre de M. Freddy Lefebvre. C'était une salle de réception très réputée, la fameuse salle de danse où travaillait temporairement mon père.

Papa se plaît à dire qu'il avait une telle prestance, sans oublier qu'il était lui-même assez beau garçon, que lorsqu'il alla demander à ma mère de danser, elle ne put refuser. Enfin, c'est ce qu'il raconte... Ce fut alors le début d'une magnifique idylle.

Trois ans plus tard, Florence et Daniel se marièrent. Daniel avait été ébloui par la très grande beauté et le charme que dégageait sa Florence. La jeune femme distinguée se démarquait des autres par son port altier et son élégance raffinée. Intellectuelle, vive d'esprit et très imaginative, Florence était de plus une artiste-peintre enseignant les arts, ce qui impressionnait grandement papa.

Ma naissance

En ces temps-là, les fiançailles permettaient d'apprendre à mieux connaître la personne avec qui l'on s'engageait. En même temps, la jeune fiancée s'affairait à compléter son trousseau de maison ; il était alors de mise, dans les bonnes familles, de préparer aussi le nécessaire qui servait lors de la naissance du premier enfant.

Mes parents se fréquentèrent sur une période de trois ans et se marièrent en grande pompe à l'église de Saint-Bernard-de-Dorchester, le 22 juillet 1967. Ils firent leur voyage de noces à l'Île-aux-Coudres, à l'hôtel de la Roche Pleureuse. Ils y sont retournés à leur 25e anniversaire de mariage, peu avant le décès de maman. Papa fit construire la résidence familiale ainsi que le salon funéraire sur la rue Principale, à Saint-Patrice-de-Beaurivage, tout juste à côté de la maison de ses parents.

Ils emménagèrent au début de l'année 1968 et je fus conçue à cette occasion. Neuf mois plus tard, c'est-à-dire le 16 octobre 1968, je naquis à l'hôpital

Jeffrey-Hales de Québec, à 2 h 26 du matin. Cette année-là, nous avions eu un automne fantastique; l'été s'étirait plus que d'habitude et les cigales chantaient encore à la mi-octobre. Les feuilles mortes jonchaient le sol et coloraient joyeusement le bord de la rivière derrière la maison, la rivière Beaurivage qui porte si joliment son nom. Quelques jours plus tard, lorsque je revins à la maison dans les bras de maman, le vent avait soulevé quelques feuilles et faisait bruisser l'eau de la rivière. J'entrouvris les yeux et tentai un regard hors du bout de la couverture rabattue sur mon visage. J'aperçus le ciel, tout bleu. À ce moment-là, un vol d'outardes traversa le ciel. Enfin, c'est ce que l'on m'a raconté.

Je suis la première enfant de Daniel et Florence. J'étais un beau bébé tout rose de 3,3 kilogrammes et de 50 centimètres de long. Mon parrain était oncle Gervais Paré, et ma marraine, tante Annette Guay, la sœur de maman.

En 1972, soit plus de quatre ans après ma naissance, naquit mon frère Jean-François, un gros bébé blond frisé avec des yeux bleus. Puis, maman perdit un bébé en 1976, pour finalement mettre au monde Étienne le 22 juillet 1980, un autre garçon, mais brun aux yeux bleus. C'était «mon» bébé, car j'avais déjà 12 ans à l'époque de sa naissance; j'ai été sa gardienne numéro 1.

Jamais en manque de mamans

L'avantage d'habiter si près de ses grands-parents a permis à Nancy d'avoir constamment quelqu'un pour veiller sur elle, et Dieu sait si elle en avait besoin! Comme les gamines de son âge, elle adorait jouer des tours aux dépens des autres; c'était sans malice. Mais dans l'innocence de l'enfance, elle ignorait le danger et la crainte éprouvée par les adultes responsables de sa sécurité.

On peut facilement dire que j'ai eu trois mamans pour s'occuper de moi : maman Florence, tante Françoise Lambert (Chouchounne) et Lucy (grand-maman Allen-Lambert). Ce sont ces dernières qui me gardaient pendant que maman enseignait. Tout en me berçant, elles me chantaient de douces ritournelles, comme : «Ferme tes jolis yeux, car les heures sont brèves…» et «Fais du feu dans la cheminée…» Je m'endormais paisiblement jusqu'au retour de maman.

Souvent, j'allais m'asseoir sur le hamac de la galerie devant la maison, entre grand-maman Lucy et madame Berthiaume, la voisine d'en face. Je comprends maintenant pourquoi j'aime tant les potins : elles en racontaient toute la journée. Ensuite, quand venait le soir, je répétais tout à ma maman qui levait les yeux au ciel en signe de désespoir. Maman, en femme discrète, détestait les ragots.

J'ai passé mon enfance chez grand-maman Lambert et aujourd'hui, cette maison m'appartient. C'est chez moi. Je me sens tellement bien ici ! Je me sens réconfortée et aimée par les fantômes de ma famille, comme dans le bon vieux temps.

J'eus la chance d'être élevée autant en français qu'en anglais ; à la maison, nous parlions français, et chez grand-maman Lambert, ça se passait aussi bien en anglais qu'en français. Par contre, grand-maman Lucy prenait un malin plaisir à me réprimander en anglais. Je savais alors que ce n'était pas bon signe.

Ça me rappelle soudainement quelques tours pendables que je faisais à la maison de grand-papa Lambert.

Il y avait un vieux poêle à bois dans le coin de la cuisine. J'étais petite et j'étais capable de me faufiler derrière le poêle même quand il était en fonction ; ce qui faisait damner ma tante Chouchounne. Elle m'exhortait à quitter cet endroit où je risquais de me brûler. Et comme l'obéissance n'était pas mon fort, tante Chouchounne devait prendre un manche à balai pour me pousser hors de ma cachette ; je sortais alors par ma trappe secrète. Il s'agissait d'un panneau que je déplaçais et qui donnait dans la salle de bains, de l'autre côté du mur. Souvent, je la laissais devenir rouge de colère et je sortais par derrière pour revenir dans la salle à manger avec ma petite face d'ange. Comme elle était fâchée ! Et comme ça faisait rire mon grand-père et ma grand-mère.

Je te demande pardon, chère Chouchounne, de tous ces désagréments, car je comprends maintenant comme tu devais trembler à l'idée de ces brûlures que je pouvais m'infliger dans mon inconscience d'enfant.

L'escalier était également mon terrain de jeux préféré. Je partais d'en haut et je me laissais glisser sur les fesses jusqu'en bas, au grand désespoir de ma grand-mère qui se berçait au pied de l'escalier. Elle me disait : «Come down right now or I will kick your cute little butt, Nancy Lambert.» Ça me faisait bien rigoler… Je remontais à toute vitesse jusqu'en haut et je recommençais jusqu'à ce que j'aie trop mal d'avoir heurté les marches autant de fois.

Au moment du repos de l'après-midi, j'allais me coucher en haut, dans le lit de tantine Raymonde, la plus jeune des filles. Cette chambre est maintenant devenue la chambre d'Émilie, ma propre fille. C'était ma chambre préférée, «la chambre rembourrée» comme je l'appelais. En fait, c'était la tête de lit au tissu à fleur qui était rembourrée. Je ne sais pas pourquoi, mais je m'y sentais en sécurité. Je dormais souvent deux heures d'affilée, au grand plaisir de mes gardiennes qui pouvaient enfin se reposer elles aussi! J'étais un tourbillon d'idées, d'activités, de questions, de vie quoi!

La maison paternelle

L'amour de cette famille pour les membres du clan n'excluait malheureusement pas la tyrannie. La matriarche tenait la dragée haute pour tous et chacun et malheur à qui osait contredire ses plans. Malgré son tempérament et sa personnalité, Florence, la mère de Nancy, n'a jamais pu gagner contre les désirs de sa belle-maman.

À chaque anniversaire d'un membre de la famille Lambert, il fallait aller chez les grands-parents, c'était obligatoire! Chouchounne confectionnait le gâteau et on fêtait toujours dans l'après-midi vers 15 h 00, heure du café; comme si tous et chacun n'avaient aucune obligation à l'extérieur, comme un travail rémunéré ou autre… Il est vrai que la plupart d'entre eux étaient soit à leur retraite, soit cultivateurs; donc, ils pouvaient se libérer facilement, ce qu'avait décrété grand-maman Lucy.

Combien de délicieux gâteaux furent cuits dans cette vieille cuisine! Combien de repas furent préparés pour recevoir la famille! Je me souviens également que tous les dimanches midi, il fallait ab-so-lu-ment aller dîner chez grand-papa; on mangeait du roast-beef accompagné de sauce brune, de pommes de terre pilées, de salade agrémentée de mayonnaise, de cornichons sucrés, de betteraves du jardin, etc. Adolescente, je trouvais difficile de me lever tôt pour aller à ces dîners. Souvent, on embaumait jusqu'à très tard dans la nuit, ou alors j'allais veiller… Le lendemain matin, indubitablement, mon père me réveillait pour la messe de 10 h 30 et ensuite, on allait dîner chez grand-père.

Ça m'agaçait énormément de me faire dicter ma conduite ainsi. Je rabrouais mon père très souvent, mais je finissais par plier devant l'évidence que jamais je ne gagnerais contre cette coutume.

Ma mère également a dû abdiquer dès le début de son mariage. Ce ne fut pas facile, car la maison de mon grand-père et la nôtre étaient très proches. On avait le même numéro de téléphone, chacun répondant à qui mieux mieux, écoutant les conversations des autres en faisant semblant de raccrocher.

Combien de fois j'entendis sonner l'horloge grand-père pendant que je parlais à mes amis au téléphone. Je disais alors : «Hum… pouvez-vous raccrocher, s.v.p. ?» Je m'en plaignais à ma mère, qui elle-même s'en plaignait à mon père; mais lui, il ne disait jamais rien. Mon père a toujours eu une attitude de soumission vis-à-vis les femmes de sa famille : sa mère, ses sœurs.

Quand il se levait le matin, papa déjeunait et s'en allait vite chez sa mère pour savoir ce qu'il ferait de sa journée, car c'est grand-maman qui lui dictait sa conduite, les choses à réparer, les gens à aller visiter, etc.

Cela mettait ma mère dans tous ses états! Elle en rageait. Pourtant, elle était bien consciente de la chance qu'ils avaient d'avoir ainsi des gens de confiance qui prenaient les messages à leur place s'ils devaient s'absenter pour quelque raison. Lorsqu'il y avait un décès, il se trouvait toujours quelqu'un pour répondre aux gens en détresse, et ainsi mon père ne perdait jamais d'argent.

Pourtant, maman trouvait très difficile d'être ainsi gérée par sa belle-mère et sa belle-sœur! Jusqu'au bout, elle en gardera un souvenir amer. Ma mère était un être libre; c'était l'insulte suprême que d'essayer de la diriger, comme un cheval sauvage qui ne veut pas se faire apprivoiser. C'est pour cette raison, je crois, qu'elle garda toujours une certaine distance avec les gens de la famille Lambert, choisissant plutôt d'être hautaine et inaccessible que trop près d'eux.

Il y avait chez les Lambert un clan irlandais, comme une caste à part; n'y entrait pas qui voulait. Même les beaux-frères et les belles-sœurs de mon père trouvèrent difficiles de s'y intégrer. Je pense que ma grand-mère avait un préféré, son petit Daniel à elle, et la venue de ma mère dans le décor lui a donc sûrement causé bien des nuits d'insomnie.

Dans le clan se trouvait aussi tante Gemma, épouse de Benoît Bilodeau, un cultivateur de Saint-Patrice; elle n'eut pas la vie facile sur la ferme, donnant vie à trois enfants. Puis Françoise, la célibataire, qui voua sa vie à ses parents jusqu'à leur mort. En récompense, elle reçut la maison familiale en héritage.

Dans ma jeunesse, je me souviens avoir vu tante Gemma à plusieurs reprises chez grand-maman, mais ce n'est que plus tard, lorsque la ferme fut vendue, qu'elle fut beaucoup plus présente dans ma vie. Elle était toujours chez Chouchounne. Les sœurs jouaient aux cartes ensemble, faisaient des travaux ménagers, complétaient des mots croisés tout en s'obstinant un tantinet pour rire. Les deux faisaient la paire, comme on dit.

Tante Gemma a été celle qui m'a appris à tricoter et surtout, à embaumer ; nous avons travaillé ensemble longtemps, je dirais pendant toute mon adolescence. Elle fut à mes côtés pour m'aider et me guider.

C'est vers tante Gemma que je me suis tournée après la mort de tante Chouchounne. C'est aussi chez elle que j'ai couru lorsque j'ai appris que j'étais atteinte d'un cancer du sein.

Quand j'ai annoncé à ma tante Gemma que j'étais atteinte d'un cancer du sein, elle m'a prise dans ses bras longuement, m'a tapoté le dos et m'a dit, en posant ses deux mains sur mes épaules : « On va s'en sortir, ma belle. » Je me suis sentie tellement rassurée, tellement entourée, ça m'a fait pleurer. Je me sentais tant orpheline de père que de mère, et de Chouchounne ; la savoir là, près de moi, m'a donné la force de lui raconter en détail ma visite chez le médecin.

Elle m'a dit qu'elle serait toujours là pour moi. Je l'ai crue immédiatement et j'avais raison.

Cette tante, un peu distante et autoritaire, est devenue ma meilleure amie. Cette grande dame a su m'inculquer des valeurs profondes, des valeurs de base. Elle m'a écouté tendrement tout en restant autoritaire, me disant sans détour ce qu'elle pensait et ce qu'elle ferait à ma place. Chaque jour, je passe la voir quand je fais une promenade.

Tante Gemma est toujours de bonne humeur et rien n'est jamais trop grave pour elle. Elle a une philosophie de vie assez épatante. Je vous souhaite à tous d'avoir la chance de connaître quelqu'un comme elle.

Oh, bien sûr, elle a ses sautes d'humeur. Elle a également son franc-parler et ne passe pas par quatre chemins pour dire ce qu'elle pense. Mais je crois que c'est justement ça que j'aime et admire chez elle. Elle est franche et directe. Avec elle, on sait à quoi s'attendre, et quand elle nous pointe un de nos défauts, soyez assurés qu'on s'organise vite pour le changer en qualité, sinon gare à nous!

Tante Gemma est fière de ses enfants et de ses petits-enfants, mais encore plus de ses arrière-petits-enfants! Je me souhaite un jour d'admirer sur mon frigo tant et tant de photos de mes arrière-petits-enfants que j'en aurai le tournis! Chez elle, il n'y a pas un espace de libre.

Pourtant, je trouve qu'elle a dans le regard comme une immense tristesse. J'en ignore la raison; elle a sans doute son jardin secret et tient à le garder intact. Elle m'a souvent suggéré d'en faire autant, car elle sait combien j'ai de la difficulté à garder secrètes les choses quotidiennes de ma vie.

La maison familiale

Nous en parlions dans le précédent chapitre, la dictature de grand-mère Lucy a parfois causé des désagréments, voire même des pertes de revenus. Comme quoi il ne suffit pas de savoir gérer sa famille pour diriger une entreprise.

LA MAISON FAMILIALE, ET PAR CONSÉQUENT LE SALON FUNÉRAIRE, fut bâtie en 1967 par mon père et mon grand-père, et ils y mirent toute leur passion et tous leurs rêves. Le choix de l'emplacement, près de la maison de Napoléon et Lucy, était un choix stratégique pour mon père. Mais la décision revenait à ma grand-mère, qui exigeait que mon papa demeure près d'elle! Quand grand-maman Lucy avait décidé quelque chose, rien ne pouvait la faire changer d'idée. Une vraie tête d'Irlandais, comme disait grand-papa!

Avec le recul, on constate que le salon funéraire aurait dû être situé près de l'église, au centre du village, afin de profiter de la proximité de cette dernière et aussi de l'immense stationnement.

Notre maison était tout de blanc revêtue, tant à l'intérieur qu'à l'extérieur. Durant mon enfance, j'ai été identifiée comme une jeune fille riche par mes compagnons d'école. Les gens ne semblaient pas comprendre que si la maison était si grande, c'était parce que le salon mortuaire faisait partie intégrante de la résidence.

C'est une immense construction de plus de 27 mètres de long par 14 mètres de large, comprenant deux étages : le premier étant la résidence familiale, et au rez-de-chaussée, le salon funéraire avec un immense garage double.

Devant le salon funéraire, la porte est immense, avec des colonnes blanches de chaque côté. Nous avions évidemment notre propre entrée privée du côté opposé au commerce, une porte double comme au salon funéraire, avec une petite galerie et des marches de pierres. Notre cour était adjacente à une vieille grange appartenant à Marie-Louise Gourde, où nous rangions nos bicyclettes, entre autres. D'immenses érables bordaient le bord de la route et tout était clôturé par d'anciennes perches de cèdre usées par le temps. C'était magnifique, toujours embelli de fleurs annuelles que maman soignait chaque soir.

Afin de nous créer un environnement agréable, papa avait fait livrer un plein voyage de beau sable blond et il avait installé une balançoire, une glissade et une piscine. Il va sans dire que tout le monde nous enviait! Quoi qu'il en soit, Marie Bilodeau, mon frère Jean-François et moi en avons bien profité pendant les chauds étés de ma jeunesse.

Je me suis aussi fait agacer à cause du métier de mon père. On me traitait de «croque-mort» très souvent et ça me blessait profondément. Mon père ne croquait pas de morts, franchement!

Mes grands-parents Lambert

L'amour de Nancy pour ses grands-parents s'est prolongé par-delà leur décès.

MES MOMENTS PRÉFÉRÉS SURVENAIENT QUAND UN ORAGE S'ANNONÇAIT. Ça sentait l'électricité dans l'air, l'ozone, le frais, le vent se levait et faisait tourbillonner les feuilles sur le gravier devant la maison. Ma grand-mère devenait tout énervée, car elle avait peur des orages. Mon grand-père, quant à lui, continuait de travailler à la boutique de forge malgré tout, toujours aussi calme et pragmatique.

J'adorais me réfugier en courant dans la boutique. Grand-papa chauffait sa forge, les tisons devenaient rouge incandescent, ça boucanait de partout. Malgré mon jeune âge, grand-papa me demandait de mettre du charbon de bois dans le feu et de brasser le tout. On aurait dit qu'il faisait toujours noir dans cet endroit ; alors que l'orage grondait à l'extérieur, on voyait la pluie tomber comme un gros rideau blanc devant la porte ouverte tandis que le vent faisait virevolter les feuilles sur la route. Malgré la tempête, je me sentais en sécurité en compagnie de mon grand-père.

Souvent, grand-papa me donnait un morceau de bois et un couteau afin que je sculpte quelque chose d'utile, soit une palette pour la tire d'érable, soit une cuillère. Ça occupait mes mains et mon temps, ce qui donnait un répit à tout le monde !

Avec ma grand-mère, c'était différent. J'aidais au jardin pendant de longues journées, je sarclais les mauvaises herbes et je plantais les petites graines quand c'était le temps. Comme j'étais très petite, c'était facile pour moi et ça ménageait son dos. Voir pousser les légumes par la suite me donnait un sentiment de fierté bien légitime !

Comme ma grand-maman Lucy souffrait de douleurs aux jambes, elle me demandait souvent de lui rendre de menus services ; j'adorais ma grand-mère et lui apporter mon aide me réjouissait grandement.

Un jour, grand-maman Lucy me demanda d'aller chercher de l'argent chez Marie-Louise Gourde. Elle et ma grand-mère étaient des amies de longue date ; Mme Gourde habitait une très vieille demeure qui avait été autrefois un magasin général et un hôtel. On raconte même que Louis Cyr, l'homme le plus fort du monde, y a déjà passé la nuit.

Donc, j'avais pour mission d'aller chercher l'argent que Mme Gourde devait à grand-maman. Ce n'était pas loin de chez moi. Je montai donc la côte. J'avais pris l'argent tel que convenu, mais au lieu de revenir le porter à grand-maman, j'ai décidé d'aller l'enterrer au coin du garage de la maison funéraire sous un tas de gravier ! Pourquoi ? Je ne m'en souviens plus. Donc, je revins comme si de rien n'était et m'assis dans le hamac près de grand-mère.

Au bout de dix à quinze minutes, Marie-Louise appela pour savoir si tout était correct, si le montant était exact. Grand-mère parut surprise et lui dit qu'elle allait la rappeler. Puis, elle se tourna vers moi. Je perçus dans son regard une grande colère qui montait. Rien qu'à ce regard, je compris que j'avais intérêt à dire la vérité ! Et dans un hoquet, avant même que grand-mère ne dise un mot, je m'excusai et j'avouai que je savais où se trouvait l'argent.

Elle me demanda de le lui montrer immédiatement : « Show me right now, girl. » Il n'y avait rien d'autre à faire que de déterrer l'argent. Elle n'en revenait pas que j'aie eu le culot de la voler ainsi. Je passai un bien mauvais quart d'heure lorsqu'elle apprit à mon père ce que j'avais fait. Ouf ! Quelle leçon, je m'en souviens encore. Les valeurs religieuses. Ne pas voler son prochain. Pour quelle raison j'avais caché de l'argent. Si j'en voulais, j'avais juste à en demander à papa et il m'en aurait donné. Et tatati et tatata.

Cet incident me fit réfléchir et je compris que ce que j'avais fait avait causé du tort à ma grand-mère, une femme intègre, et avait mis la voisine dans l'embarras. Par la suite, je n'ai plus jamais rien pris à quiconque sans leur permission !

Souvenirs d'enfance

Marie Bilodeau

Une véritable amie d'enfance est un merveilleux cadeau du ciel. C'est à cette époque de notre vie que nous apprenons à faire confiance aux autres, à se confier, à partager. Les espoirs déçus, les aventures inoubliables ne se racontent pas nécessairement à des adultes occupés à gagner de l'argent, à diriger leur entreprise.

Il n'y a rien de tel qu'un pique-nique préparé à la hâte, une vieille couverture et un coin tranquille près de la rivière pour s'épancher et discuter. Nancy et Marie se sont souvent éloignées des adultes pour rêver leur vie. Cette Marie Bilodeau, dont nous entretient souvent Nancy, a été dans cette période tendre de la vie une amie indéfectible.

DE TOUS LES TEMPS, MA MEILLEURE AMIE FUT MARIE BILODEAU. On s'est rencontrées lorsque j'avais trois ou quatre ans, quand maman prenait sa marche dans le village avec mon jeune frère Jean-François qui venait de naître et moi. Nous passions devant la maison de M. Joseph Bilodeau, Marie jouait dehors ; nous nous sommes parlées, puis nous sommes devenues amies pour toujours.

Par la suite, j'allais chez elle toute seule ; on jouait dans la maison, mais ce qui était encore plus amusant, c'était de jouer dans la boutique de cordonnerie de son père. Il y faisait si noir ! C'était enivrant, la senteur du cuir. Son père était un bien drôle de personnage. Il travaillait toujours en sifflant, il était en « bedaine » même l'hiver, et quand les gens venaient payer, ça coûtait invariablement trente sous ; c'était toujours « Trente sous, monsieur », « Trente sous, madame». Il a même reçu le surnom de «Monsieur Trente-sous». Il aiguisait aussi les patins, réparait les souliers, créait des selles pour les chevaux et toutes sortes d'objets hétéroclites.

Marie était la petite dernière d'une grande famille de dix enfants. Je connaissais peu les plus vieux ; je fréquentais surtout Rose, Marjolaine, Charles et Marie, les quatre derniers. Marie était toujours souriante, de bonne humeur, et elle me suivait dans toutes mes péripéties. Elle avait de bonnes idées et nous étions inséparables. Elle fut souvent bien malgré elle la complice de mes meilleurs coups autant que de mes mauvais.

Animaux de compagnie

Souvent, les premiers chagrins nous arrivent par la perte d'animaux auxquels nous tenions.

Souvent, Catherine et Stéphanie Grenier-Demers, nos petites voisines d'en face, venaient jouer avec nous. Marie et moi les trouvions chanceuses, car leurs parents étaient propriétaires de l'épicerie-magasin général. Elles pouvaient aller manger des bonbons autant qu'elles voulaient, croyait-on. Nous allions souvent dans leur petite cabane fabriquée à l'image de leur maison, mais en miniature. J'ai des souvenirs magnifiques de cette époque où nos seuls soucis consistaient à savoir chez qui nous irions jouer le matin venu.

Que de belles journées passées à jouer avec des petites assiettes, des ustensiles donnés par nos grand-mères, des nappes, des chaises, des matelas. On avait aussi le droit d'aller dans la grange derrière leur magasin général. Ils gardaient des lapins, et bientôt, ils eurent toute une horde de petits lapins que l'on essayait de capturer.

Une fois qu'on avait réussi, on cajolait ces petites bêtes tout à loisir. Un petit lapin, c'est très doux, et j'adorais les flatter des heures durant, ça me rassurait. C'était chaud et souvent, mon petit lapin s'endormait dans mes bras. J'étais heureuse!

En parlant de lapins, je dois vous raconter une anecdote qui m'a fort marquée.

J'adorais les animaux et un jour, j'ai réussi à convaincre mes parents d'avoir deux petits lapins, un mâle et une femelle. Mon père construisit un enclos très haut et inaccessible aux prédateurs, avec une porte fermée par un cadenas. Je m'occupais fort bien de mes lapins et Jean-François aussi. Nous les avions appelés Blanche-Neige et Boule de neige.

Un matin, je suis descendue à l'enclos des lapins, car j'avais des carottes pour eux. Tout à coup, je vois dans l'enclos quelque chose d'immense et de blanc. J'ai pensé, l'espace d'un instant : « Mon Dieu, les lapins ont donc bien grossi ! » En fait, c'était un gros chien blanc, genre husky, qui était couvert de sang. Je me suis mise à hurler comme une déchaînée et j'ai essayé d'ouvrir le cadenas pour aller sauver mes lapins. C'est à ce moment que mon père est arrivé et m'a retenue. Je me débattais, je criais ; ma mère et mon frère sont vite arrivés.

Papa a dit : « Florence, va chercher mon 12. » Grand-papa, grand-maman et Chouchounne sont arrivés, essoufflés, pour voir ce qui se passait. Tout le monde était paniqué et parlait en même temps.

Après avoir communiqué avec la mairie pour savoir si un chien errant avait été vu dans le village, papa demanda la permission de tuer la bête malfaisante. Un conseiller vint à la maison pour vérifier les dégâts, puis autorisa papa à tuer l'animal. Soudain, on vit des morceaux de fourrure blanche et du sang de mes lapins gicler partout. Je pleurais, et Jean-François aussi. Maman nous a ordonné de rentrer très vite à la maison.

Papa a pris une pelle et a creusé un grand trou près de la rivière. Il est venu chercher la carcasse du chien et les morceaux de lapins, et a tout enterré et nettoyé. Puis, il a démantelé la cage. Lorsqu'on est redescendus, plus rien n'y paraissait, pas même le sang par terre. Papa avait étendu de la chaux partout. Il nous a ensuite dit que c'était terminé, plus d'animaux à la maison ; papa avait eu autant de chagrin que nous. Il ne voulait plus souffrir pour un animal.

J'ai quand même réussi, quelques mois plus tard, à faire adopter une petite chatte grise, nommée Minette. Cette chatte fut très importante pour moi, car c'était MA chatte. Elle couchait avec moi tous les soirs. Je levais les jambes, elle allait jusqu'au bout des couvertures et revenait se blottir contre moi. Elle faisait toujours cette routine. Je l'adorais, et je lui confiais tout, tout, tout.

Minette mit bas trois fois. Et chaque fois, j'ai eu le privilège de l'aider à donner la vie. J'ai découvert comment naissent les bébés à travers mes expériences avec les chats. Mon père l'aimait tellement qu'il allait chercher du foie frais pour la nourrir chez M. Couture, le boucher du village, et il coupait le tout en tout petits morceaux. Maman congelait des portions et s'assurait qu'elle mange toujours du foie frais. Elle avait un pelage lustré et très dense, c'était une reine de beauté. Elle est décédée, euthanasiée par papa, car elle était devenue paraplégique et mordait tout le monde.

J'ai bien accepté sa mort, car elle avait vécu avec nous plusieurs années de bonheur et je l'avais vue malade et paralysée. Encore là, c'est grâce à ma chatte que j'ai compris que quelquefois, la mort est libératrice et bienfaisante.

Maman disait ne pas aimer les chats. Pourtant, c'était toujours sur elle qu'ils allaient se coucher, surtout quand elle lisait le journal. Les chats montaient sur la table et se couchaient exactement là où elle lisait… On trouvait ça tellement drôle, que de fous rires en famille nous avions lorsque ça arrivait! Mais sachez que je n'avais pas le droit d'amener mes «bibittes» chez grand-mère, elle détestait ça!

Mes gardiennes

J'ai eu quelques gardiennes significatives dans ma vie : Julie Boulanger et ma cousine Estelle, qui m'adoraient littéralement. J'ai été gâtée par ces dernières.

Julie était une gardienne sympa, car elle était très jeune. Elle fréquentait d'ailleurs son futur mari pendant qu'elle nous gardait. Elle avait le cœur en fête et s'occupait de nous, nous promenant en pousse-pousse, mon frère Jean-François et moi ; et elle se faisait «griller la couenne» pendant que nous jouions dans le sable ou près des balançoires.

Ma cousine Estelle est également venue me garder bien souvent. Elle ne devait pas être très âgée, je dirais 13 ou 14 ans. Toutefois, elle avait une poigne d'acier avec nous. Quand elle disait quelque chose, nous écoutions. Nous savions très bien que si jamais nous désobéissions, elle courrait chez grand-mère pour avoir du soutien… On ne tenait pas tellement à goûter à la «strappe» de grand-père, laquelle il n'a d'ailleurs jamais sortie. Juste le fait de nous menacer d'aller la chercher, c'était déjà «ben en masse», comme il disait.

Avec Estelle, mon charme fonctionnait à merveille : à l'heure du coucher, elle nous bordait chacun dans notre lit, chacun dans nos chambres. Quelques minutes plus tard, doucement comme une souris, je retournais dans le salon, passant devant la porte de la chambre de mon frère en catimini. Elle me permettait de veiller plus tard et j'en étais fort heureuse. Son frère, Paul, faisait de même lorsqu'il venait nous garder.

Un soir où Estelle nous gardait à la maison, on entendit gratter dans la cheminée du foyer. Nous avions une telle peur que nous nous sommes tous couché dans le lit de mes parents jusqu'à leur retour. Quand papa et maman sont arrivés, papa est allé voir dans la cheminée et a réussi à attraper ce qui grattait : une chauve-souris. Ouache! Nous courrions dans tous les sens et finalement, nous nous sommes enfermées dans la salle de bains. J'étais montée sur le comptoir tellement j'avais peur.

Papa nous a rassurés : il tenait la «bibitte» dans ses mains et nous disait de venir voir, de venir l'examiner. C'était fantastique et en même temps, très apeurant. Que c'est beau, une petite chauve-souris. C'est tout minuscule, on aurait dit une petite souris affublée de grandes ailes et de dents tranchantes. Je pense qu'elle a eu plus peur que nous. Papa l'a relâchée et nous avons pu descendre du comptoir, en sécurité.

Quelle soirée excitante, du moins pour moi, parce qu'Estelle n'était pas du tout rassurée. Je me souviens que chez mes grands-parents Guay, à Saint-Bernard-de-Dorchester, il y avait beaucoup de chauves-souris dans le garage et en criant, on les réveillait et elles s'envolaient dans tous les sens.

Un sous-sol bien particulier

Nancy et ses frères furent élevés dans une ambiance un peu particulière. La mort, pour ces enfants, n'avait pas la même connotation que pour Madame ou Monsieur Tout-le-monde.

J'avais à peine deux ans quand je répondais à ceux qui me posaient la question : Que fait ton papa? «Mon papa, il tue des gens!»

J'étais certaine que mon papa était un tueur. Voici ma logique d'enfant : il recevait un appel, il ne fallait pas parler, ne pas faire de bruit. Papa devenait très sérieux. Il partait en trombe avec grand-papa Napoléon et il revenait très tard. Et j'entendais la porte du garage ouvrir en bas, juste en dessous de ma chambre à coucher. Je les entendais parler toute la nuit ; la première chose que je savais au lever, il y avait un mort dans un cercueil, tout beau, tout bien habillé dans mon sous-sol... J'étais curieuse, mais un peu effrayée !

Quand il n'y avait pas de mort exposé, notre terrain de jeux préféré, à Jean-François et moi, était le salon funéraire avec sa dizaine de cercueils déposés sur des supports comprenant quatre roues, qu'on appelait d'ailleurs des « quatre roues ». J'installais ma doudou tout autour et je me faisais une cabane. Mon père me chicanait, car il avait peur que tout ça s'écroule sur nous. Et quand il n'y avait pas de cercueil dessus, mon frère et moi nous promenions à vive allure avec cet engin diabolique ! On passait tellement proche des cercueils que mon père en faisait une syncope chaque fois.

Nous, ça nous faisait de beaux bolides ! Et en plus, les roues étaient indépendantes, donc on pouvait aller dans toutes les directions.

Comme j'étais curieuse et que je trouvais l'intérieur des cercueils très joli avec leur revêtement de satin, j'avais pris l'habitude d'aller m'y coucher pour vérifier s'ils étaient confortables, ces cercueils... Je m'étendais dedans tout en mettant le *ti-bloc* pour garder une ouverture afin de pouvoir respirer. Je faisais souvent la morte en joignant les mains. C'était un passe-temps agréable pour moi. Pour mes frères et moi, les objets reliés à la mort n'avaient aucune connotation désagréable. D'ailleurs, j'adorais porter le chapeau de directeur de funérailles de papa et m'imaginer dirigeant moi-même les funérailles, comme je l'avais vu faire si souvent.

Quand je dirigeais des funérailles, je donnais bien sûr des ordres aux autres personnes et on devait m'obéir, évidemment. Par contre, mon père m'interdisait toujours l'accès à la salle d'embaumement située près de l'escalier, sous la cuisine et ma chambre.

Premier embaumement à 11 ans

Cette histoire, si elle nous fait beaucoup sourciller et peut-être même grincer des dents, nous montre jusqu'à quel point la différence entre la vie et la mort n'a pas la même connotation pour tout le monde.

C'ÉTAIT L'ÉTÉ DE MES 11 ANS. Il faisait chaud, c'était le soir, assez tard. Lorsque mon père embaumait, j'avais pris l'habitude d'aller l'espionner dans l'escalier adjacent à la salle d'embaumement. Je m'assoyais dans les dernières marches du bas ; la porte était évidemment fermée et de là, je pouvais entendre ce qui se passait. De l'autre côté du mur se tenait un corps inerte sur la table d'embaumement faite d'acier inoxydable. La salle était vide de tout autre meuble, et donc ça raisonnait.

Ce soir-là, mon père ou mon grand-père a pris un balai et a frappé le plafond de la salle d'embaumement trois fois, ce qui signifiait à ma mère de leur faire chauffer à chacun un bon café fort.

Doucement, je suis remontée et j'ai crié d'en haut de la cage d'escalier : « Oui, on vous apporte ça. » Maman fit les cafés dans deux grosses tasses en terre cuite. J'ai descendu doucement les escaliers. Ensuite, j'ai ouvert la porte qui donnait sur le fumoir et je me suis dirigée vers les trois immenses portes en verre taillé. Je ne pouvais pas ouvrir la porte moi-même ; j'ai frappé avec mon pied dans la porte et j'ai dit : « Ouvrez, j'ai les mains pleines. »

Mon grand-père fut le premier à se présenter à la porte et à l'ouvrir. Il faut dire qu'autrefois, jamais il n'aurait ouvert la porte ; il aurait plutôt entonné de sa voix grave et sans appel : «Laisse ça par terre et éloigne-toi.» Je m'attendais à cette ritournelle habituelle. Mais… non… oh! Joie dans mon cœur, la poignée tournait.

Brusquement, j'entrevis une ligne de lumière qui passait par le côté de la porte. Allais-je enfin être autorisée à pénétrer dans ce sanctuaire? Il ouvrit la porte, prit son café avant que tout le contenu se déverse par terre, prit celui de mon père et me dit sur un ton sarcastique : «Tiens-toé, mets-toi des gants pis dis pas un mot. »

Mon grand-père Napoléon Lambert et mon père Daniel Lambert étaient les deux seuls êtres vivants dans la salle d'embaumement. Cette salle empestait la mort à plein nez avec ses effluves de formaldéhyde, de désinfectant, de chaux, et il faut bien le dire, de mort, les restes humains ayant aussi une odeur plutôt nauséabonde.

Ce fut un choc pour moi, jeune enfant curieuse. Mais j'étais tellement excitée de pouvoir participer à je ne savais trop quoi que je mis des gants à vive allure! Je désignai du doigt tout ce que je pouvais voir. «C'est quoi ça, et ça, et encore ça?» C'était tantôt un trocart, tantôt un tube ou une longue aiguille, tantôt des viscères. Ce petit manège dura cinq ou six minutes jusqu'à ce que mon patriarche entonne d'une voix d'outre-tombe : « Tais-toé. »

J'ajouterai que mon père et mon grand-père, toujours respectueux de la personne décédée, recouvraient toujours d'un drap blanc le bas du corps du défunt.

Je me tus. Il n'y avait rien d'autre à faire quand grand-papa Lambert nous l'ordonnait. Je demeurai toutefois très près de lui pour ne rien manquer de ce qui se passait. Papa termina son travail et rabattit la calotte cervicale du mort à sa place, puis débuta son travail de moine, soit recoudre le tout sans que cela paraisse aux yeux de la famille. Un travail d'une grande minutie.

Il faut dire que tous les embaumements ne se déroulent pas toujours ainsi. En effet, ce que j'avais devant les yeux, c'était le corps d'une personne décédée qui avait subi une autopsie à l'hôpital.

Habituellement, les gens décèdent soit dans leur lit pendant leur sommeil, soit à l'hôpital suite à une longue maladie; à ce moment, le travail de l'embaumeur est moins compliqué.

Dans le laboratoire, peu de choses meublaient le décor : à gauche, une simple chaise de bois, sans peinture ni vernis, une chaise pliante en bois comme on en voyait dans les années 1970, un comptoir de mosaïques disparates, d'un bleu-vert avec des panneaux coulissants, un évier d'acier inoxydable. La table d'embaumement, fabriquée en acier inoxydable également, prenait presque toute la place.

Sans être apeurée, j'étais impressionnée, mais surtout, j'étais très flattée d'avoir la possibilité d'assister à un embaumement… enfin!

Lors d'un embaumement, il faut tout d'abord trouver la veine jugulaire et l'artère carotide et procéder à une incision de 2 à 5 centimètres, juste au-dessus de la clavicule droite. Vous vous imaginez bien que ça ne saigne pas! Car aucune circulation sanguine ne pompe le sang. Dès qu'on a l'artère, on trouve aussi la veine. On fait alors une toute petite entaille dans la veine et on y insère un instrument, comme une longue aiguille en «L», un trocart, le plus grand bout vers le bas du corps. Ensuite, on scelle tout ça bien en place.

Il n'y avait, pour seule décoration sur les murs dans la salle d'embaumement, qu'un crucifix et une immense affiche représentant l'intérieur du corps humain, c'est-à-dire le système de veines et d'artères qui sillonnent les membres. J'étais bien impressionnée du savoir de mon père. Il connaissait par cœur tous les circuits sanguins, les muscles, les nerfs, les ligaments.

Le formaldéhyde est un liquide utilisé pour embaumer et pour préserver les tissus humains le plus longtemps possible et pour permettre d'exposer le corps sans danger de contamination. Il est tellement puissant que juste en ouvrant la bouteille, on avait les yeux qui piquaient. Si on mettait un doigt dans la formule, le doigt s'engourdissait et ça prenait plusieurs jours avant que ça dégèle. Aujourd'hui, les produits se sont beaucoup améliorés, ils sont plus doux et probablement moins dangereux.

Le monde funéraire m'a fascinée depuis aussi longtemps que je me souvienne; c'est sans doute pour cela que j'ai toujours voulu suivre les traces de mon père.

Je voulais devenir directrice de funérailles : j'admirais mon père qui était si beau en habit-cravate quand il dirigeait le cortège funèbre du salon funéraire. De la fenêtre de ma chambre, je l'épiais; bras croisés sur le cadre de fenêtre, je regardais son attitude, sa sollicitude pour ceux qui vivaient un drame, sa prestance quand venait le temps d'entamer la marche funèbre jusqu'à l'église. On aurait dit un président ou un premier ministre.

Enfant déjà, je m'amusais à l'imiter. Je le trouvais impressionnant. Tout le monde lui obéissait, il était «Le directeur des funérailles!»

Puis, je perdais de vue le cortège et vite je descendais en bas pour aider ma tante Françoise et maman ou tante Gemma afin de replacer les chaises (il y en avait souvent 200), passer l'aspirateur, nettoyer les salles de bains, ouvrir les portes afin de faire de l'aération dans le fumoir; mon Dieu que c'était emboucané, ces années-là. Toute cette activité faisait partie de ma vie de jeune fille. Ensuite, quand tout était terminé, on se rassemblait toujours chez grand-papa et grand-maman pour un bon café et des galettes.

Premier acte funéraire

Comme quoi le corps réagit parfois adéquatement lorsque le chagrin s'avère difficilement supportable.

Malgré ce que je croyais, ce n'était pas la première fois que je participais à un embaumement. Ce que vous allez lire me fut conté voilà peu de temps par mon père, et confirmé par mon amie Marie Bilodeau. J'ignore la raison pour laquelle mon cerveau a extrait cet épisode de ma mémoire. Peut-être parce que ce souvenir est trop douloureux.

J'étais en première année, j'avais 6 ans, et le petit Michel Boyle était un enfant hydrocéphale. Il avait un drain installé dans la tête afin de l'aider à mieux vivre. Malgré ses maux de tête très fréquents et ses petites crises, c'était un ange de douceur. Je m'en occupais tous les jours, avec mon amie Marie Bilodeau. On lui mettait ses souliers, on l'habillait pour aller à la récréation, nous le chouchoutions. Un jour, il est décédé. J'étais vraiment en état de choc, très fâchée contre le bon Dieu de m'avoir repris cet ami si précieux.

Je me souviens de cette partie de ma vie, mais pas de ce qui va suivre… enfin, pas très clairement. Michel a été mon premier embaumement! Je croyais avoir embaumé pour la première fois à 11 ans, mais il s'avère que ce fut à 6 ans. Mon cerveau a toutefois émis une sorte de blanc de mémoire sur cette histoire.

Je dois préciser une chose importante pour les gens qui ne sont pas habitués aux termes des thanatologues, c'est-à-dire plus de la moitié de la population : tout acte funéraire est considéré comme un embaumement, autant le lavage du corps, le maquillage, etc.

Il paraît que tout en pleurant, j'ai maquillé, habillé, coiffé Michel Boyle moi-même, placé sa petite main vers le haut, tourné sa tête comme s'il s'était endormi, puis placé les fleurs tout autour.

Je me rappelle avoir été chez lui ensuite et sa mère m'a donné un petit sac en cuir brun qui avait appartenu à Michel, ainsi que quelques autres objets à partager avec Marie en souvenir de notre amitié pour son fils.

L'école primaire

Trop en savoir à l'avance n'est pas garant de la facilité à l'école. Nancy l'a appris à ses dépens.

J'ai commencé la maternelle à l'âge de 6 ans, un an plus tard que toutes mes amies, car je suis née en octobre ; à cette époque, la date limite pour entrer à l'école était le 30 septembre. J'étais tellement prête pour cette nouvelle étape que maman n'avait plus aucune idée afin de me faire passer le temps en attendant le grand jour ! Elle avait pourtant essayé de me montrer la peinture à l'huile, l'aquarelle, le pastel gras et sec, le macramé, le dessin, la sculpture, l'alphabet (que je connaissais déjà), les mathématiques, etc.

Je la voyais, cette école, ce monument, se dresser sur mon chemin alors que j'avais cinq ans, mais où je ne pouvais aller. Elle me narguait, cette école. J'aimais aller voir les enfants sortir à la récréation ; je les enviais d'être assez grands, eux.

Mon premier jour d'école, toute la famille m'accompagna sur le perron de la maison de grand-père, les grands-parents Lambert, Chouchounne, papa, maman et Jean-François.

Je me souviens m'être assise dans le hamac en attendant l'autobus. Quel grand jour ! J'étais si heureuse, un peu nerveuse aussi.

Dès mon arrivée en classe, je savais déjà faire mes boucles, écrire mon nom, mon adresse et mon numéro de téléphone, les chiffres de 1 à 100, les 26 lettres de l'alphabet, et je savais déjà écrire des mots. Patsy, mon enseignante, était quelque peu découragée; elle savait de quoi j'étais capable, car elle avait eu l'occasion de me voir à l'œuvre assez souvent lorsqu'elle venait visiter ma famille. Je pense toutefois que ce fut difficile pour tous mes autres professeurs, car j'avais la langue trop bien pendue. «Chut, Nancy, laisse parler les autres amis.»

L'année où on apprend à lire et à écrire, cette première année d'école si importante et si pleine de découvertes, fut pour moi assez ennuyante! Il faut dire que j'avais déjà une longueur d'avance sur les autres.

Sœur Gisèle Fontaine, une femme toute menue et une excellente pédagogue, sut m'intéresser à la lecture et à l'écriture alors que j'allais toujours trop vite et plus vite que les autres. Elle m'initia à la calligraphie et à la rédaction.

J'étais première de classe et tenais à le rester! Sœur Gisèle me montra également ce qu'était l'humilité en plus de m'apprendre à ne rien prendre pour acquis et à considérer ce don qui était mien, c'est-à-dire la facilité à l'école, comme un don de Dieu qu'il fallait faire fructifier à bon escient, et surtout s'en servir afin d'aider son prochain; je n'ai jamais oublié cette leçon de toute ma vie.

Ce professeur ne resta malheureusement pas longtemps parmi nous; elle nous quitta pour aller enseigner au Pérou jusqu'à sa retraite et elle décéda quelques années plus tard. Je la remercie, car c'est un peu grâce à elle si vous lisez ces lignes aujourd'hui.

Comme tous les enfants, ce que je préférais, c'étaient les récréations! On jouait au ballon chasseur, au serpent avec les poteaux d'entrée de l'école, on jouait à la «tague» et à la marelle. Ce qui me surprend, c'est qu'aujourd'hui encore, ces jeux font partie des récréations de mes enfants.

En deuxième année, Louise Demers m'enseignait. J'adorais l'école, j'en mangeais. J'aimais le français, mais surtout les mathématiques, et j'allais plus vite, toujours plus vite que les autres, sans faire beaucoup d'erreurs. Un jour, la professeure de troisième année est venue dans notre classe chercher la meilleure élève qui savait faire des «bonds mathématiques».

Mme Louise m'envoya dans la classe de troisième montrer comment on faisait ces «bonds» sur une règle au tableau. La professeure de troisième voulait montrer à ses étudiants que si une étudiante de deuxième année savait les faire, alors, pourquoi pas eux? J'étais assez fière de montrer mon talent à des élèves qui avaient l'habitude de nous regarder de haut, nous les petits! Que cela devait être humiliant pour eux de se faire damer le pion par une petite de deuxième!

J'étais en troisième année du primaire lorsque je découvris à quel point les gens peuvent être méchants. Cette année-là, notre institutrice prenait un malin plaisir à nous humilier; mais je la connaissais, je l'avais vue travailler l'année précédente. Elle avait déjà humilié plusieurs de mes compagnons de classe et finalement, elle s'est attaquée à moi.

Cette professeure que je ne nommerai pas, surtout par respect pour sa famille, a ligoté mes mains avec de la corde derrière ma chaise parce que je me rongeais les ongles. Une fois les mains bien attachées, elle a posé des questions à la classe en spécifiant qu'il fallait qu'on lève la main avant de répondre. Évidemment, je ne pouvais pas le faire! En catimini, mon ami Alex, assis juste derrière moi, m'a délié les mains. Quelques instants plus tard, la professeure posait une question, et j'ai levé la main. Vous auriez dû voir sa figure, elle était rouge comme une tomate, elle rageait.

Ce soir-là, j'ai raconté mon aventure à mes parents. Mon père s'est levé de table et est parti en voiture en direction de la maison de cette professeure; jamais on ne toucherait à sa fille, la prévint-il, sinon elle aurait affaire à la haute direction et à lui-même. Ce fut la fin de ce terrible comportement non seulement pour moi, mais pour toute la classe. Merci, papa.

La quatrième année scolaire fut une année difficile, car j'eus à apprendre à me taire et à respecter mes amis dans la classe en ne répondant pas toujours la première à tout. Je réussis cet exploit en grande partie grâce à sœur Charline Morin, ma professeure cette année-là. Elle me tint la bride assez serrée.

Puis, en cinquième année, ma professeure Mme Sylvain sut mettre à profit mes talents de dessinatrice; nous avions à préparer notre profession de foi et j'ai pu dessiner sur le tableau noir un immense bateau. Nous avions aussi un bateau en papier et nous levions l'ancre; le thème de l'année était en relation avec notre confirmation à venir. On procédait alors au baptême du bateau avec une bouteille et tout le tralala. La marraine de notre bateau cette année-là fut ma mère. J'étais tellement fière!

En sixième année, sœur Émilienne Brisson était découragée ; à la fin du mois de décembre, j'avais passé à travers la matière de toute l'année, tant en français qu'en mathématiques. Elle me confia alors la tâche d'aider ceux qui étaient en difficulté. J'ai donc acquis à ce moment-là la patience d'aider les autres à comprendre. Je fus un bon professeur, du moins je le crois.

Constatant mes talents en écriture, ma professeure me permit de publier un journal étudiant, ce qui fut une première ! Je me revois tournant l'énorme poignée de l'imprimante à l'alcool, que ça sentait bon. J'adorais ça ! J'avais des coéquipiers formidables aussi, nous éditions des textes, des poèmes, des nouvelles de l'école, des concours, etc. J'étais la rédactrice en chef et je pense que toute cette confiance qu'on me témoigna cette année-là, une année charnière, fut pour moi un tremplin pour le reste de ma vie. J'avais confiance en mes capacités, j'avais confiance en moi et d'autres l'avaient aussi !

À l'école, j'étais très populaire, j'avais toujours des idées rocambolesques, mais j'avais aussi un immense problème avec l'autorité sous toutes ses formes. Je détestais me faire dire quoi faire et quand le faire. C'était la même chose avec mes parents, je les contestais immanquablement… Mais quand j'étais intéressée à un projet, rien ne pouvait m'arrêter. J'avais toutefois la fâcheuse habitude de ne pas finir ce que je commençais, ce qui faisait enrager mes amis.

Finalement, mes années d'étude à Saint-Patrice furent des plus merveilleuses. J'allais chercher Marie Bilodeau tous les jours, nous marchions vers l'école en nous racontant nos secrets, en nous inventant des scénarios, en rêvant notre vie !

Chaque jour, nous longions le cimetière ; chaque jour, je savais qu'un jour, je m'y retrouverais. Je connaissais la valeur du temps. Je savais que mon père enterrait plein de monde dans ce cimetière : jeunes, vieux, riches, pauvres, tous finissaient à la même place… Alors, il fallait vivre et être heureux pendant qu'on en avait le temps ! Très jeune, j'ai acquis cette certitude.

Découverte de l'imaginaire romanesque

Nancy ignorait encore, à ce moment, qu'un jour, elle se mettrait elle-même à l'écriture. Elle mène présentement de front deux ouvrages romanesques.

Je me souviens avoir lu un livre de Charles Dickens qui m'a beaucoup marquée, *Christmas Carroll* : au cours de la nuit précédant Noël, un vieillard acariâtre et avare nommé Ebenezer Scrooge rencontre le fantôme de son défunt associé Jacob Marley venu lui dire que son comportement actuel ne peut le rendre heureux. Plus tard dans cette même nuit, Scrooge reçoit la visite successive de trois fantômes incarnant le Noël passé, présent et futur. Chacun des trois fantômes lui fait revivre un moment de sa vie qui lui fait prendre conscience qu'il ne trouvera la paix qu'en se consacrant aux autres.

Ce fut pour moi un élément déclencheur, d'autant plus que l'on parlait de fantômes et de morts, super !

J'adorais lire et ce roman fut une révélation intense ! J'aimais le style de Dickens. J'étais là, je vivais parmi les personnages, je sentais l'air frais du 25 décembre au matin quand Scrooge sort et se met à saluer tout le monde en souhaitant à tous un « Joyeux Noël ».

J'avais découvert un monde incroyable où tout était possible. Je me suis mise à dévorer tous les livres qui me tombaient sous la main, des romans historiques aux histoires d'épouvante, tout. J'ai découvert dans la lecture un ami fidèle, un ami précieux et intemporel. J'étais toujours à la bibliothèque de Saint-Patrice.

C'est entre autres ma mère qui a fondé cette bibliothèque qui, aujourd'hui, porte fièrement son nom : la bibliothèque Florence-Guay.

Mes mésaventures

Eh bien là, préparez-vous. Après avoir médité sur ce chapitre, je me suis demandée si toutes ces blessures, cassures et égratignures avaient pour but d'habituer Nancy à la douleur physique qui serait son lot dès l'apparition de son cancer.

D'AUSSI LOIN QUE JE ME SOUVIENNE, j'ai toujours eu plein d'accidents plus ou moins graves dans ma vie. Contrairement à mes frères, j'étais celle qui s'écorchait le plus souvent les genoux, la paume des mains ou les coudes en tombant de ma bicyclette ou en courant trop vite.

À l'âge de 8 ans, alors que je me baignais avec Marie et Jean-François par une chaude journée ensoleillée de juillet, j'ai décidé d'aller chercher notre collation d'après-midi chez tante Chouchounne, de bonnes galettes fraîchement sorties du four. Je suis sortie de la piscine dégoulinante d'eau et sans m'essuyer, j'ai descendu les marches de la piscine vers le terrain, des marches fraîchement peintes. J'ai glissé, et la seule chose dont je me souvienne, c'est de m'être relevée et d'avoir vu mon bras gauche tout croche; il pliait là où il n'avait jamais plié. Je m'étais cassé le bras! J'ai crié : «Je me suis cassé le bras» en pleurant. Marie et Jean-François jouaient dans l'eau, ils entendaient : «J'ai cassé la broche», ils riaient…

Je suis donc partie en pleurant chez grand-maman; quand elle a vu ça, ce fut la panique. Elle prévint mon père; il était ambulancier ainsi qu'entrepreneur de pompes funèbres, comme c'est souvent le cas dans les petites municipalités. Papa est arrivé, a bandé mon bras et on est vite partis pour Québec. Il a pris le raccourci du rang Petit Saint-Jean. C'était un chemin de terre battue rempli de nids-de-poule; mais selon lui, ça irait plus vite. J'ai vraiment souffert le martyre. À l'hôpital Jeffrey-Hales, ils ont pris une radiographie et ont vite conclu qu'il fallait m'opérer afin de remettre les os en place.

J'ai donc subi une première anesthésie. Par la suite, j'ai eu droit à un fabuleux plâtre blanc allant du bout des doigts jusqu'à la moitié du bras vers l'épaule. J'étais fixée à 90 degrés pour deux mois; qu'à cela ne tienne! Vous me connaissez? Je n'allais pas être arrêtée par si peu.

Il était prévu que j'irais dans un camp de vacances pour une durée de deux semaines, à Frampton, au Centre Multiair. Comme j'avais le bras plâtré, maman ne voulait plus m'y envoyer. J'ai demandé d'y aller en l'assurant que je serais capable de m'occuper de moi et que je ne ferais rien de dangereux; j'avais huit ans!

Au camp, je découvris que ma cousine Magda était là aussi. Donc, à deux, on pouvait s'en sortir. Sauf que personne n'est venu m'aider à prendre ma douche avec ce plâtre. Il fallait mettre le bras dans un sac à pain et bien fixer le tout avec un élastique, et ensuite je pouvais me faire laver.

Morale de l'histoire, je suis revenue à Saint-Patrice sans m'être lavée pendant deux semaines. Ma mère m'a prise par les doigts, comme des pincettes, et m'a assise dans l'eau du bain qui contenait, croyez-moi, de l'eau de Javel. Elle m'a frottée pour enlever la crasse. Je vous jure que je me sentais fort misérable. Maman n'était pas très contente et avec raison.

À ce camp, j'ai tout fait: escalade, spéléologie, camping à la belle étoile, canoë, dormir sur la plage dehors dans nos sacs de couchage, vraiment tout. Et tous ont voulu signer sur mon plâtre. À la fin du camp, toute la région du coude était molle comme du beurre. De retour à la maison, maman a vite remédié à la situation; en tant qu'artiste, elle avait des bandelettes de plâtre de Paris sous la main. Elle a donc refait mon plâtre au complet; il était revenu tout blanc, tout propre. Deux jours plus tard, je devais aller à l'hôpital pour faire enlever ledit plâtre. Le médecin qui l'a coupé a félicité ma mère pour m'avoir gardée bien à l'intérieur. Le plâtre était vraiment immaculé; il a dit qu'il n'avait jamais vu un plâtre si beau deux mois plus tard. En sortant, ma mère et moi avons bien ri; s'il avait su… Puis, ma mère m'a offert une bonne crème glacée.

Un autre été, mon père et mon grand-père me regardaient plonger. Sur les recommandations de mon père, j'ai tenté un plongeon arrière… et je suis revenue ventre à terre dans le fond, jusqu'à l'échelle en PVC.

Je me suis alors coupé le nez au niveau des yeux, mais je n'ai pas ressenti de douleur. Je suis sortie de l'eau comme si de rien n'était, mais mon grand-père et mon père avaient des figures d'enterrement. Ils me regardaient, l'air hagard. Mon grand-père m'a dit : « T'es pleine de sang, Nancy… » J'ai perdu connaissance. Je me suis retrouvée dans les bras de mon père, jusque chez le médecin. Il m'a tout de suite fait entrer dans son bureau et m'a piquée avec une seringue directement dans la plaie pour l'engourdir.

Donc, cet été-là, encore une fois, j'ai dû rester à l'écart des autres pour ne plus me blesser et laisser cicatriser cette belle plaie qui, aujourd'hui encore, paraît beaucoup.

Facile à effrayer

Nancy, poltronne ? Disons qu'elle a des tendances, et même encore aujourd'hui…

Marie, comme vous le savez déjà, était ma meilleure amie ; et son frère Charles prenait toujours un malin plaisir à nous taquiner, à nous faire fâcher, à nous faire peur. Je me souviens d'une fois, entre autres ; je n'étais vraiment pas vieille. Il s'était habillé en gardien de but de hockey et, du haut de l'escalier, nous faisait peur ; il marchait comme un zombie et râlait, faisant de gros bruits effrayants en nous disant qu'il allait venir nous attaquer pendant notre sommeil. Comme j'ai pleuré et crié de terreur en le voyant ainsi.

Marie avait beau m'expliquer que c'était Charles sous le déguisement, mais moi, je n'en démordais pas. Il faut se rappeler que mon expérience avec les morts était très véridique et que tout ce qui pouvait s'y rapporter était plausible, tellement plausible !

Charles s'est également amusé, un peu plus tard dans notre enfance, à me faire croire, un soir de tonnerre et d'éclairs, que les morts allaient se lever de la montagne où brille une énorme croix construite par les Chevaliers de Colomb, de l'autre côté de la rivière. Il racontait que les soirs de tonnerre et de pluie, les zombies sortaient de leur tombe dans la montagne et traversaient la rivière à la nage et entraient chez les gens, dans les premières maisons qu'ils rencontraient. J'avais une peur bleue !

Encore aujourd'hui, je crois que ce qui plaît le plus à Justin, mon mari, c'est de me faire peur. Pour rire, pour m'agacer, pour voir si je vais réagir, et je réagis. Oh là là ! Une chance que je n'ai pas le cœur fragile.

Premières menstruations

Ce moment privilégié que toute jeune fille attend avec angoisse et espoir : devenir une femme, laisser le monde de l'enfance, pouvoir enfin être remarquée par les garçons. Wow! La vraie vie, enfin! Nancy ainsi que sa mère et ses tantes ignoraient que ces fameuses hormones deviendraient un jour un véritable cauchemar pour nombre d'entre elles.

Après mes heureuses années au primaire vint le temps du secondaire. Comme j'étais heureuse d'aller enfin à la polyvalente. Après avoir passé un été plein d'inquiétudes à me demander comment cela se passerait, enfin j'y étais.

Chantal Veilleux et moi étions inséparables; nous nous habillions de la même façon, nous parlions le même langage. Chantal avait tout pour elle : élancée, cheveux noirs d'ébène, yeux rieurs, bouche pulpeuse et un sens de l'humour bien développé, le tout couronné d'une intelligence au-dessus de la moyenne. Je la trouvais magnifique. Toutes les deux, nous ne passions jamais inaperçues.

Contrairement à moi, Chantal avait ses menstruations depuis plus d'un an et je la voyais utiliser des tampons tous les mois. Comme je l'enviais. Être une femme, enfin. De plus, Chantal possédait une poitrine déjà bien développée et les garçons lui tournaient autour comme des abeilles avec un pot de miel, la chanceuse!

La cloche venait de sonner, indiquant la fin des cours pour la journée; les étudiants quittaient rapidement la salle du cours d'anglais. Jean Gagnon, notre professeur, prenait parfois le temps de discuter avec Chantal et moi en anglais.

J'étais assise sur un bureau, face à lui ; nous avions une discussion passionnante sur les meilleurs groupes rock. Je défendais le groupe anglais Queen. De son côté, le professeur tentait de nous faire connaître un peu plus Pink Floyd. Chantal, quant à elle, aimait bien le rock endiablé d'AC/DC.

La conversation se terminait ; le professeur venait de quitter la classe et comme nous devions nous rendre à la Fête pastorale qui commencerait sous peu, je me suis levée et j'ai remarqué la trace laissée derrière moi sur le pupitre. Je portais un superbe jeans bleu délavé à la pierre, très à la mode à cette époque.

Chantal me dévisagea et me dit : « Je vais aller chercher ton manteau dans ta case. » Je commençai à pleurer. Pourtant, je savais très bien ce qui m'arrivait : j'avais mes menstruations pour la première fois. Maman, en bonne pédagogue, avait tout prévu et m'avait munie d'un livre sur la sexualité de la jeune adolescente, écrit par Louise Lambert-Lagacé. J'y avais tout appris en des termes clairs et précis, et j'en avais discuté avec maman par la suite, sans gêne.

Chantal remonta très vite et elle m'enroula dans mon manteau. « Ça paraît pas », dit-elle. On se dirigea vers les toilettes des filles. Mes jeans étaient sales. Chantal tenta de me réconforter en me disant : « Viens, on va appeler ta mère. »

À cette époque, nous n'avions pas encore de téléphone cellulaire et il fallut se rendre à un téléphone public. Je devais avoir l'air ridicule, avec ce manteau enroulé autour de mes hanches, le nez morveux et les larmes glissant sur mes joues ! Disons que ce n'était pas une façon bien élégante de commencer ma vie de femme. Mais je ne m'en souciais guère pour le moment : tout ce que je désirais, c'était de parler à maman ! Ce fut tante Chouchounne qui répondit ; je lui demandai presque en criant où se trouvait maman. Je pleurais à chaudes larmes et je ne voulais pas lui dire que j'étais devenue une femme, j'étais terriblement gênée. Puis, maman prit enfin l'appareil.

Je lui dis que j'avais mes menstruations. Je l'entendis crier de joie à l'autre bout du fil… Elle me félicita et m'avertit qu'elle venait me chercher pour fêter ça ! Je lui répondis que j'avais juste besoin d'une paire de jeans propre.

Elle raccrocha après m'avoir dit qu'elle m'aimait. Je ne comprenais pas sa joie. Elle arriva enfin, me prit dans ses bras, puis me donna mon jeans et, plus discrètement, une débarbouillette propre et un paquet tout neuf de mes toutes premières serviettes sanitaires. Ensuite, nous quittâmes la polyvalente pour aller au restaurant *Chez Mikes* dans le centre commercial. Maman me félicita encore pour ce grand jour, précisant que nous devions fêter cet événement, que c'était une fête, une fête de femme. Je compris que j'étais devenue une vraie femme enfin. J'étais fière ; je lui ai souri et oui, j'étais devenue une vraie femme… mais j'avais tellement mal au ventre.

Ni l'une ni l'autre ne savions à ce moment-là que ce que nous fêtions allait devenir plus tard un terrible cauchemar pour toutes les deux.

Deux ans plus tard, j'ai commencé à prendre la pilule. C'était une décision conjointe avec maman. Elle pensait que la contraception n'était pas qu'une affaire d'hommes, et moi je pensais comme elle et je le pense encore aujourd'hui. De plus, j'avais souvent des menstruations très douloureuses et abondantes, et je devais manquer l'école tellement j'étais mal en point, ou alors je me retrouvais au bureau de l'infirmière. J'avais entendu dire que la pilule aidait à avoir des règles moins douloureuses. Je suis allée consulter un médecin

Comme j'étais embarrassée de me dévêtir ! Je me disais qu'il en avait vu bien d'autres, mais quand même, à 14 ans, on est timide. J'avais déjà, à ce moment-là, une très mauvaise image de moi-même : j'avais un surplus de poids, comme toutes les jeunes filles de ma famille à cet âge, héritage des Allen et des Lambert. J'ai toujours été plus grande et plus costaude que toutes les filles de ma classe.

Je ne savais pas ce qu'étaient des étriers. Le Dr Agathe m'a gentiment demandé de placer mes pieds dans ces derniers. Ouf ! Je me sentais tellement grotesque ; j'aurais voulu fondre dans le plancher, deux mètres sous terre. Une fois l'examen achevé, il m'a expliqué les avantages et les inconvénients de prendre la pilule. Puisque dans notre famille, à cette époque, il n'y avait pas de problèmes de cancer du sein ou de l'utérus, il n'y avait donc aucune contre-indication à entamer un traitement aux anovulants. Nous ignorions qu'il en serait autrement.

Nancy sous surveillance

Une adolescente gâtée, rebelle, mais malgré tout obéissante.

À LA POLYVALENTE, J'ÉTAIS RECONNUE COMME ÉTANT UNE TÊTE FORTE ; j'étais la leader et je faisais ce que je voulais. En pleine crise d'identité, j'étais un peu rockeuse et mes copains étaient également très réfractaires à toutes les lois et règlements scolaires.

J'ai même déjà eu des idées suicidaires à ce moment-là, pensant que je n'étais pas aimée et que je n'avais pas été un enfant voulu.

Le jour de mes 16 ans, j'ai fait une immense fête au sous-sol de la résidence funéraire ; on a mis les cercueils dans le garage et ainsi, j'ai eu accès à toute la place. J'avais invité une vingtaine d'amis qui, eux, avaient également invité une dizaine d'amis. Nous nous sommes retrouvés avec plus de 100 invités ; les caisses de bière entraient et sortaient sans contrôle, et je n'étais plus moi-même, car j'avais bu de la vodka.

Puis, mes parents vinrent se joindre à nous avec mes deux frères. Minuit finissait à peine de sonner que je vis mon père ouvrir les lumières et demander à tout ce beau monde de partir. Quelle honte ! Je me dis que je ne pourrais plus jamais me montrer à l'école, je serais bannie à vie de toutes les bandes. Mes parents m'avaient tellement fait honte. Encore aujourd'hui, on me reparle de ce fameux party ; disons que je préférerais l'oublier à jamais.

Maintenant, en tant que parent, encore une fois, je dois avouer qu'ils ont adopté la bonne attitude.

Mon voyage en Allemagne

Le bref voyage de Nancy à New York, dans le cadre d'un cours, lui donna le goût d'aller voir ce qui se passait de l'autre côté de l'océan. Étudiante brillante reconnue par ses professeurs pour son sérieux, sa détermination et son talent l'ont amenée à postuler lors d'un concours à travers le Canada.

J'étudiais au cégep de Lévis-Lauzon et j'eus le bonheur et la fierté de dire à mes parents que j'avais été choisie parmi une multitude de candidats pour participer à un échange linguistique en Allemagne. J'irais là-bas avec 109 autres Canadiens pendant près de cinq mois, dont un mois complet pour voyager à la fin de mon contrat de travail. Il n'en fallait pas plus pour que maman se mette à rêver et à élaborer des plans pour elle et moi ; car elle savait pertinemment que papa ne viendrait pas avec nous, il allait de mal en pis. Papa, alors gravement atteint par le cancer, n'était plus que l'ombre de lui-même et jamais il n'aurait eu la capacité physique de nous suivre en Europe. Dans ce temps-là, il faut dire que papa était très malade et maman dut prendre une décision arbitraire quant à ce voyage ; papa ne voulait pas qu'elle le quitte pour l'Europe, ayant peur d'être seul malgré ses deux autres enfants à la maison et tante Chouchounne tout près.

Ce qui passionnait particulièrement ma mère, c'était la possibilité de venir me rejoindre à la fin de mon voyage et d'en profiter pour aller à Paris visiter le musée du Louvre et ses merveilles ; en tant qu'artiste-peintre, c'était la consécration de sa vie, l'ultime merveille, l'ultime voyage. Elle a donc trouvé une copine pour l'accompagner dans son périple : sa sœur bien-aimée, Jeanne-Mance, avec qui elle avait tant partagé dans le passé.

Cela s'était passé de la façon suivante : ma professeure d'études allemandes s'appelait Heidi Lang et venait de Berlin-Est. En 1986-87, le mur de Berlin existait toujours et sa mère vivait de l'autre côté du mur. Donc, elle ne pouvait pas s'y rendre aussi souvent qu'elle l'aurait désiré. Elle était jeune, dynamique et vraiment allemande, autant dans sa façon de se vêtir que de se coiffer et de parler ; bref, je l'adorais. Elle nous apportait des revues « Das Bild » directement de l'Allemagne ; bien sûr, nous apprenions l'alphabet, la grammaire et la syntaxe, mais encore plus la façon de vivre en Allemagne, la politique, les manifestations et l'histoire pas toujours très reluisante des nazis et leurs idéaux de grandeur déchus.

Elle me prit sous son aile, s'apercevant que j'avais effectivement un don pour les langues ; Mlle Lang me proposa de participer à un concours canadien afin d'aller travailler six mois en Allemagne sous la supervision des gouvernements canadien et allemand. J'ai rédigé un long texte en allemand expliquant pourquoi je désirais vivre cette fabuleuse expérience ; Heidi l'a corrigé et m'a beaucoup aidée à structurer ma pensée en allemand. Elle a même mis ma demande à la poste. Finalement, j'ai été choisie ; nous étions 110 Canadiens, quelques Québécois, mais majoritairement des Ontariens. Je me suis vite liée d'amitié avec une gentille anglophone, Kenlynn Duke, qui étudiait à l'université et qui parlait l'allemand beaucoup mieux que moi. En plus, nous étions jumelées au même hôtel à Friedrichshafen, près du lac de Constance, dans le sud de l'Allemagne.

À Frankfurt, le groupe de 110 personnes fut scindé en deux : ceux qui allaient au nord et ceux qui allaient au sud. Je faisais partie du groupe du sud ; on ne pouvait pas être plus au sud que ça, le lac de Constance touchant en fait à trois pays : l'Allemagne, la Suisse et l'Autriche. En bateau, je pouvais aller dans ces pays en quelques heures !

Nous avons visité plusieurs villes dont Cologne, Munich et Augsbourg, pour finalement arriver à Friedrichshafen, là où nous devions rencontrer notre futur patron. Nous avions été engagées comme femmes de ménage dans un complexe hôtelier du bord du lac. Nous étions dix Canadiennes à y être affectées. Le patron s'était trompé et il n'en avait besoin que de huit. Il nous offrit à toutes à dîner et s'en alla téléphoner. Cette attente dura trois bonnes heures.

Trois heures à regarder le lac sans pouvoir sortir, car il nous avait demandé de rester sur place.

Il revint, le sourire aux lèvres, accompagné d'une belle jeune femme aux longs cheveux frisés qui souriait également. Il avait trouvé une solution pour nous placer : sa fille Karmen tenait un restaurant près de Konstanz. Elle avait accepté de nous prendre dans son restaurant-bar. Je serais aux cuisines et Kenlynn serait au bar, puisqu'elle était plus âgée que moi.

Nous sommes donc parties avec Klaudya, la fille du patron et sœur de Karmen, en voiture avec nos grosses valises et notre jeunesse. Elle nous laissa à un traversier quelques minutes plus tard en nous indiquant que Karmen serait sur l'autre rive pour venir nous attendre. Après une heure de traversée, nous sommes enfin arrivées. Tel que promis, une dame s'est approchée de nous ; c'était notre nouvelle patronne.

Nous sommes donc embarquées avec elle dans sa petite Citroën blanche à transmission dans la console avant, ce que je n'avais jamais vu de ma vie. Quarante-cinq minutes plus tard, nous sommes finalement arrivées à ZumWeiherhof, le restaurant en question. Dehors, une autre jeune femme nous attendait, tout sourire : sa conjointe Viviann.

Après les présentations d'usage, Karmen nous a montré nos chambres situées au 3ᵉ étage d'un immense immeuble avec d'interminables escaliers de granit. Une fois en haut, il faisait tellement chaud ! Au-dessus de nos têtes, les tuiles de terre cuite formaient une demi-lune. J'ai eu le bonheur d'avoir le lit double alors que Kenlynn prit le lit simple. Dans la chambre, le toit était en forte pente, nous enlevant près de la moitié de l'espace de vie ; et nous avions un petit évier avec miroir, mais sans toilette, douche ou bain. Pour nous laver, il fallait descendre un étage.

Karmen a vite fait de nous mettre à l'ouvrage ; nous travaillions six jours sur sept et avions congé le dimanche. Nos heures de travail s'échelonnaient entre 3 h 00 de l'après-midi et 3 h 00 du matin. La cuisine fermait toutefois à minuit, heureusement pour moi. Je travaillais principalement avec Karmen, qui était chef cuisinière, et je peux vous dire que j'ai beaucoup appris auprès d'elle. Elle était issue de l'Institut culinaire de Munich. J'ai appris à faire d'excellents plats allemands, mais également des compositions culinaires dont je me sers encore aujourd'hui, comme des pointes de parmesan avec crème fouettée, petits fruits frais et salade du jardin. Quand la cuisine fermait, j'allais jouer du piano dans le restaurant ou je m'assoyais au bar avec Kenlynn et on prenait une bonne bière tout en jasant avec les clients, car bien souvent, il faisait plus de 40 degrés Celsius dans la cuisine.

J'avais remarqué qu'aucun homme ne venait à ce restaurant. Un soir où je jouais « Let it be » des Beatles au piano, une femme s'est approchée de moi et m'a mis la main sur l'épaule en me susurrant des mots doux à l'oreille. J'eus des frissons de dégoût... Je me suis doucement retournée et j'ai mis les choses au clair avec elle ainsi qu'avec les autres autour d'elle. Je me suis mise à repenser à ma tante Marie-Paule et à son avertissement... elle avait eu bien raison. J'avais bien hâte que ma mère vienne me rejoindre.

Le 29 juillet 1987, ce fut le grand départ de maman et de ma tante pour l'Europe. D'après le journal de bord de maman, elles ont quitté l'aéroport de Québec et sont arrivées en France le 30 juillet à 11 h 10, heure locale. Depuis Québec, elles avaient eu l'aide de gentilles préposées du Club Automobile de Québec afin de réserver une voiture, une Renault 11 bleue flambant neuve, mais manuelle... Il faut dire que maman s'était pratiquée avant de partir avec papa comme « coach ». Il ne fallait pas tomber en panne en plein périphérique parisien, tout de même !

Maman et tante Jeanne prénommèrent la voiture Capucine et partirent de Paris en pleine heure de pointe, pressées de quitter la ville très polluée ; elles n'apprécièrent pas particulièrement le « périphérique » parisien où tout le monde se fout de tout le monde. Elles roulèrent vers la ville de Tours et se reposèrent pour la nuit dans un vieil hôtel un peu délabré, « l'Hôtel Europe ».

Le lendemain, elles reprirent la route pour me rejoindre, mais cette fois, sans aucun arrêt.

Les chemins sinueux et la circulation dense n'aidèrent pas beaucoup. Elles arrivèrent toutefois sans encombre au village où je résidais, vers 21 h 00.

Comme à l'habitude, j'avais passé la journée à couper des légumes, à préparer les viandes, à nettoyer de fond en comble le restaurant, à passer une balayeuse désuète, bruyante et très lourde, à nettoyer les quarante-deux marches qui ornaient l'arrière du restaurant menant aux étages supérieurs, à laver les salles de bains et à promener le chien pendant près de trois heures. Voilà à quoi ressemblaient mes journées types. Je travaillais du matin jusqu'à très tard le soir et souvent, je devais divertir les clientes. Karmen avait acheté un vieux piano et l'avait fait livrer au restaurant. Comme j'étais musicienne, elle m'avait mandaté pour en jouer les samedis matin lors des brunchs. Disons que ça me permettait de me libérer de la cuisine où la chaleur cuisante m'épuisait. J'étais plus libre, mes doigts tantôt pianotant, tantôt glissant comme de l'eau, telle une cascade.

Les samedis soir, dès la fermeture du restaurant, Hike, une jeune Allemande aux allures un peu « punk », nous entraînait, Kenlynn et moi, dans des discothèques enfumées, des sous-sols d'université et même des appartements privés. J'étais probablement un peu naïve et je me suis souvent laissée aller, lors de ces semaines en Allemagne, dans des fêtes un peu bizarroïdes, déstabilisantes, mais j'ai beaucoup observé et appris.

J'ai été chanceuse malgré tout : il ne m'est rien arrivé de fâcheux durant mon séjour, mis à part le vol dont nous avons été victimes dans nos chambres, Kenlynn et moi, alors qu'un individu a pris nos chèques de voyage et quelques deutsche Marks épargnés de notre dernière paie. Nous avons porté plainte à la police et ils ont mis la main au collet du malfaiteur. Toute une histoire ! Malgré le fait que je reçus aussi une porte en plein visage ; heureusement, rien ne paraissait de tout cela à l'arrivée de ma mère. Aucune séquelle non plus de notre folle nuit à l'extérieur, Kenlynn et moi, à chercher un moyen de rentrer au bercail alors que tous les ferrys étaient fermés. Encore une fois, une bonne étoile veillait sur nous. Nous avons dormi, cette nuit-là, tout en haut de l'hôtel, près d'une lucarne, dans un petit lit pour une personne, à deux, mais en sécurité. Ah, si maman avait su ça !

J'étais là, dans la cuisine, ressassant mes souvenirs des dernières semaines ; je ne travaillais qu'à moitié, gardant un œil attentif à tout ce qui se passait dans le stationnement, guettant une voiture française avec deux belles dames à son bord. Cela faisait seize heures que je « stressais ». Les cellulaires n'existaient pas encore en ce temps ou étaient hors de prix pour des gens comme nous. « Aucune nouvelle, bonne nouvelle », disait souvent ma copine Kenlynn. Je me suis assise sur les marches, à l'extérieur, avec mon tablier tout taché, mes cheveux en bataille, mon t-shirt trempé de sueur ; je les attendais comme si ma vie allait se terminer si elles ne venaient pas.

Cet été-là, j'ai été confrontée à mon identité sexuelle en tant que femme. Mes patronnes étant des lesbiennes affirmées et ouvertement affichées, je n'avais aucun doute sur leurs pratiques nocturnes, ce que je respectais en autant qu'elles-mêmes me respectaient. J'ai vécu un traumatisme lorsque, le troisième soir de mon séjour, j'ai eu à utiliser la salle de bains située dans l'appartement de mes employeuses. J'ai descendu normalement les escaliers et j'ai ouvert la porte. Ce que j'y ai vu était bestial.

Leur chien Léa, que je croyais être une femelle pour ne l'avoir vu que quelques minutes au tout début, était en fait un mâle bien pourvu par la nature : un chien husky blanc aux yeux bleus qui « servait » ses deux maîtresses avec force et vigueur. J'ai émis un petit cri de surprise et je suis allée à la toilette. Je tremblais et j'avais honte d'avoir vu une telle scène. Je suis vite ressortie, j'ai monté les marches deux par deux et j'ai réveillé Kenlynn qui dormait à poings fermés. Elle ne comprenait pas ce que je lui disais, mais finalement, elle a ouvert de grands yeux étonnés. Elle m'a dit : « Tu vas y goûter demain, avec Karmen, si elle t'a vue les surprendre en pleine action. »

Le lendemain matin, j'ai fait comme si de rien n'était et elle aussi ; mais je sentais son regard lourdement posé sur ma nuque lorsque je lui tournais le dos.

Un jour, je lui ai dit franchement que ce qu'elle faisait ne les concernait qu'elle et sa blonde, et que je ne voulais pas m'en mêler. Comment j'ai su trouver les mots ? Je l'ignore ; mais je l'ai fait.

Tout à coup, vers 21 h 00, je l'ai sentie arriver, ma maman à moi. Je trépignais de bonheur, la voiture n'était même pas encore arrêtée que je sautais sur la poignée pour l'ouvrir. Maman était là et tout irait bien, si bien. Je me suis empressée de les faire entrer dans le restaurant ; je parlais tellement, je babillais. Elles avaient faim, très faim. Je leur ai donc concocté ma spécialité : camembert pané avec crème fouettée 35 %, paré de petits fruits des champs et d'une salade fraîchement composée. Une bonne bière accompagna le tout et elles furent ravies de l'accueil que je leur avais réservé.

J'avais même eu l'idée de leur faire une « poutine québécoise », mets que j'avais fait un soir où j'avais une fringale nostalgique de chez nous, avec des frites maison, de la sauce brune et du fromage râpé… Vous auriez dû voir l'air de Karmen quand elle m'a vue mélanger tout ça! Elle n'en revenait pas, mais a quand même demandé à y goûter. Elle a tant aimé qu'elle l'a inscrite dans son menu sous la rubrique «Spécialité poutine Québec». Je me demande si c'est encore au menu aujourd'hui.

Mes amies se sont jointes à nous afin de sabrer le champagne que j'avais acheté pour l'occasion. Nous avons parlé de tout et de rien jusqu'aux petites heures du matin; je n'arrivais pas à trouver le sommeil, mais maman et tante Jeanne étaient vannées.

Ça faisait plus de trois mois que j'habitais Konstanz-am-Dettingen et j'allais en ville à Konstanz, avec Karmen, au marché public. J'avais également eu tout mon temps pour visiter la ville lors de mes congés du dimanche. Afin de montrer à maman et tante Jeanne toute la beauté et la splendeur de cette ville médiévale, je les ai conduites à l'île de Mainau, où se trouvent des jardins d'eau de même que de nombreux cygnes gracieux sur le lac, chose que nous n'avions jamais eu l'occasion d'admirer au Québec. Avez-vous déjà entendu le cri du cygne qui est triste? C'est déchirant, croyez-moi.

Nous avons vu des arbres plus que centenaires autour desquels nous ne pouvions pas faire le tour, même en nous tenant les mains toutes les trois, tellement leur tronc était immense. Les multitudes de fleurs qui étaient épanouies nous ont ravies tant les yeux que les narines; des effluves sucrés s'échappaient de cette île qui est située dans un microclimat où des oranges et des pamplemousses poussent à perte de vue. Mon allemand était très bon et j'ai même pu profiter de la visite gratuitement et en faire bénéficier maman et ma tante. Un peu de charme auprès du préposé à l'entrée ne fait jamais de mal, n'est-ce pas?

La visite de la cathédrale Notre-Dame-de-Constance fut un moment privilégié pour maman et ma tante de remercier Dieu pour tous ses bienfaits. Je revois maman s'agenouillant devant la croix, sereine, reconnaissante, pieuse et heureuse, je dirais. Les majestueux vitraux qui ornaient la cathédrale retournaient une lumière quasi irréelle, magique, enchantée, miraculeuse. J'en suis venue à prier moi aussi pour qu'elle retrouve sa santé d'antan, pour qu'elle soit heureuse, pour que je puisse la rendre heureuse.

J'avais visité un site néolithique impressionnant près de Konstanz et je voulais que les filles — c'est ainsi que je les appelais en voyage — puissent aussi admirer ce site vieux datant de 2000 ans avant Jésus-Christ. Nous avons donc pris le traversier à Meersburg vers Unteruldigen, laquelle regorgeait de vestiges et d'artefacts très intéressants, et nous sommes restées sur place quelques heures. Nous avons repris la route vers Munich, car qui dit Allemagne dit Munich, bien sûr! Nous avons pénétré dans l'enceinte de la ville vers 19 h 00, le temps de se trouver un stationnement et un hôtel, l'hôtel «Daniel»; nous étions si fatiguées que nous sommes vite allées souper au restaurant Wienerwald où nous avons mangé un bon poulet grillé. Notre lit aussi nous attendait et nous en étions fort heureuses à notre retour du restaurant. Vite au dodo!

Munich nous montrait son visage gris, car il pleuvait. Je trouvais ça très dommage, car la beauté de l'architecture allemande et des illustrations peintes sur les murs blanchis à la chaux prennent toutes leurs couleurs au soleil. Toutefois, nous en avons profité pour faire un peu de magasinage et voir la grande place où des horloges animées sonnent l'heure avec leurs magnifiques carillons. Notre itinéraire nous dirigeait cette fois vers Salzburg, en Autriche, et la route nous appelait. Nous sommes donc sorties de Munich aux alentours de 19 h 00 et avons trouvé un charmant petit hôtel en périphérie de Salzbourg où les gens étaient sympathiques et le coût de location des chambres très bas.

Salzbourg, la ville aux mille visages : ville natale de Mozart, ville où *La Mélodie du Bonheur* fut tournée, ville qui est surplombée par un magnifique château médiéval, ville où des catacombes accueillaient les premiers chrétiens, ville qui n'attendait que nous afin que nous la visitions! Nous n'avons pas manqué de nous faire photographier devant la fontaine «Glockenspiel», celle-là même où les enfants Von Trap s'étaient éclaboussés. Cette ville, maman la décrivait ainsi : «Magnifique ville au pied des montagnes avec une forteresse datant de 1060.» Hohensalzbourg : je les ai entraînées dans ce château où nous avons vu plein d'instruments de torture pour les sorcières et criminels, des armures, des armes, etc. Nous avons même visité les oubliettes! Par la suite, nous avons visité la très petite maison de Mozart et maman en a profité pour s'offrir un magnifique chandail arborant les couleurs de la ville et son emblème.

Qui aurait cru que maman m'aurait suivie dans des catacombes glissantes et dégoulinantes d'eau? Pour y accéder, il fallait d'abord traverser le cimetière et tourner à gauche, où la tombe de la sœur de Mozart nous attendait. C'est à cet endroit que nous commencions l'ascension vers la salle creusée à même le roc par les premiers chrétiens. De chaque côté de nous, des crânes, des ossements; vraiment, on ne se sentait pas seuls au monde!

Une fois arrivées dans la salle éclairée aux chandelles sentant la cire d'abeille et l'humidité, nous nous sommes assises sur les bancs «d'église» rudimentaires et avons pris le temps de nous recueillir pour ces pauvres âmes torturées à cause de leur foi. Une fois à l'extérieur, le soleil nous aveugla et je ne voyais plus le cimetière de la même façon. Il était tellement vieux et plein de stèles que j'aurais tant aimé examiner. Le lendemain, nous étions prêtes pour la grande aventure : Werfel!

Vous vous souviendrez que je n'étais âgée que de 18 ans, et que ma mère et ma tante avaient toutes deux près de 45 ans, maman étant malade depuis déjà deux ans d'un cancer redoutable. J'avais oublié ce détail et je croyais ma mère invincible, parce qu'elle semblait bien. La journée dut être très difficile pour elle, mais elle l'a quand même complétée, non sans courbatures et grande fatigue. Je vous explique le parcours. C'était nuageux et frisquet ce matin-là. Nous avons pris un bon petit déjeuner et sommes parties pour l'exploration de la plus grande grotte d'Europe et la plus grande surface glacée au monde! Il y avait plus de 2 100 mètres carrés et beaucoup de marches et de montées inlassables sur plus de 2,4 kilomètres dans la grotte. Maman et tante Jeanne étaient fatiguées, mais émerveillées de voir les feux d'artifice derrière les stalactites et stalagmites de glace bleue; moi, j'en avais plein les yeux, mais je me remettais à peine de la montée en téléphérique; j'ai le vertige sur un escabeau, alors un téléphérique! La descente fut des plus agréables : paysages à couper le souffle, chute de 300 mètres, routes sinueuses, châteaux à nos pieds, lacs scintillants. En tout et pour tout, une montée et une descente de 1 500 mètres.

Nous voulions nous diriger vers la ville olympique d'Innsbruck, mais la circulation était tellement lente que nous en perdions patience. Je suis sortie de la voiture et j'ai marché pour découvrir que la cause de nos ennuis était trois belles grosses vaches autrichiennes qui suivaient leur chemin en plein milieu de la route. Tous les conducteurs se montraient calmes et prenaient la vie du bon côté. J'ai décidé d'en faire autant et nous avons bien ri. Quand les vaches ont consenti à nous laisser passer, nous avons rapidement pu reprendre notre chemin. Capucine se comportait comme une reine, et sa mécanique fiable nous rassurait.

Nous avons visité Innsbruck, puis nous nous sommes dirigées vers les douanes suisses de Martina. C'est alors que Dame Capucine a décidé de faire des siennes. Maman conduisait et en voulant la faire redémarrer, elle l'a complètement noyée. À cet endroit, la route était très étroite et sinueuse. Nous sommes donc descendues, tante Jeanne et moi, et avons tenté de démarrer la belle Capucine sur la compression, mais nous étions dans une pente abrupte. C'est alors qu'un gentleman allemand est sorti de sa voiture pour nous aider. Ce fut une réussite, mais vous auriez dû me voir courir après la portière ouverte, car maman ne voulait plus arrêter la voiture, au cas où ça recommencerait. J'en ai été quitte pour une bonne course en montagne pendant quelques secondes. Épuisant, mais comme j'étais heureuse que la voiture redémarre!

En ce 11 août 1987, ma maman était aux anges, car c'était son anniversaire. Elle ne tenait pas en place et avait hâte de voir Lausanne, car c'est une ville très grouillante d'activités. Nous tentions de trouver un « i » pour « information touristique », et aussi un hôtel, que nous avons trouvé : l'hôtel Raisins.

Nous sommes allées souper et avons demandé à maman de choisir ce qu'elle aimerait pour sa fête : une fondue suisse, il va de soi! Maman et tante Jeanne eurent même des invitations à danser de la part de beaux jeunes Suisses.

À notre retour à la chambre, les lits étaient faits; ils étaient très confortables et nous avons sombré dans un bon sommeil réparateur… qui se brisa vers 4 h 00 du matin. On avait omis de nous avertir qu'en dessous de notre fenêtre se tenait le marché public hebdomadaire. Alors, camions qui reculent, caisses de bois qui s'empilent sans cesse, cris entre les marchands qui s'installent… Nous nous sommes donc relevées et avons pris notre petit déjeuner et beaucoup de café.

Un de mes rêves de petite fille était de visiter le château de Fontainebleau ou de Versailles, en France. Nous sommes donc passées près de Fontainebleau, à Avon, et nous avons pris le temps de visiter les immenses jardins. L'intérieur du château d'été des rois de France, décoré à outrance et surchargé de tapisseries autant sur les murs que sur les meubles et lustres, nous impressionna grandement.

Nous sommes entrées à Paris sous un beau 28° Celsius, vers 10 h 00 du matin; nous sommes allées reconduire Capucine jusqu'à son domicile, le garage de location, et avons pris un vieux taxi tout crotté en direction de l'hôtel pas très spacieux mais confortable dont les chambres étaient munies de téléviseurs couleur. Après un court repos en après-midi, nous nous sommes rendues à la gare de l'Est afin que je puisse acheter mes billets de train qui me ramènerait à Frankfurt, pour ensuite prendre l'avion avec mes 109 compagnons et compagnes du Canada.

Maman a ensuite pris les choses en main : c'est elle qui fit l'itinéraire de la visite de Paris! Déjà samedi le 15 août, comme le temps passe vite. Il faisait tellement beau à Paris. Nous avons emprunté le métro pour nous rendre à la tour Eiffel. Nous avons grimpé les deux premiers étages à pied pour aller au restaurant «Le Parisien»; quelle vue splendide! Je n'arrivais pas à croire que je dégustais mon repas dans la tour Eiffel! Je me trouvais tellement chanceuse de vivre ce moment-là avec ma maman et ma tante. Puis, ce fut la cathédrale Notre-Dame, que j'ai vraiment trouvée immense et chargée d'histoire.

Comme tous les plus beaux moments ont une fin, il a fallu se préparer à retourner à la maison. Maman et tante Jeanne m'ont laissée à la gare; je devais retourner en Allemagne pour rejoindre mon groupe d'étudiants avant de rentrer au Canada. J'ai pris le mauvais train et j'ai dû faire des arrêts fréquents dans tous les villages français sur notre route, et par la suite dans tous les villages allemands jusqu'à Francfort-sur-le-Main.

À bord du train, il y avait un homme près de moi qui mangeait son sandwich et buvait son thé; je voyais qu'il me regardait, mais il était très âgé et ne semblait pas commode. Il m'a souri et m'a offert un morceau de son dîner. J'ai commencé à discuter avec lui : c'était un Français d'origine bulgare qui faisait pour la première fois de sa vie le voyage inverse de celui qu'il avait fait pour s'enfuir d'un camp de concentration allemand, une nuit d'hiver voilà fort longtemps. Il avait les larmes aux yeux en me disant : «Ici, une dame m'a donné du bouillon chaud et une couverture» ou «Là, on m'a hébergé pour la nuit dans la grange; malgré les soldats allemands qui rôdaient autour, ces gens ont risqué leur vie pour la mienne.» Il me raconta ensuite sa vie dans le camp de concentration d'Auschwitz. Je resterai à jamais marquée par toutes ces histoires d'horreur, à jamais.

Arrivée à Frankfort, je me suis rendue à ma chambre d'hôtel, d'où je ne suis pas sortie pendant 24 heures; j'ai mangé et dormi dans ma chambre jusqu'au moment du départ en avion, le surlendemain. Le voyage de retour s'est très bien déroulé jusqu'à Toronto. Le vol avait du retard et nous avons manqué notre correspondance pour Québec. La compagnie aérienne nous a alors offert l'hébergement gratuit au Hilton, pour moi et une autre copine de Québec. J'étais fatiguée et ma famille m'attendait à l'aéroport. J'ai dû faire des pieds et des mains afin de les rejoindre et leur dire de revenir me chercher le lendemain seulement. Tous étaient présents lorsque j'ai atterri, en ce dimanche matin ensoleillé à Québec. Je m'étais énormément ennuyée de ma famille et de mon copain; j'avais tellement de choses à raconter, mais maman, qui était arrivée deux jours avant moi, en avait déjà dit pas mal!

Ce soir-là, j'ai dû aller coucher à mon appartement de Lévis, car le lendemain, je commençais le cégep pour une deuxième année, cette fois en espagnol… Devinez si ça me tentait d'apprendre une autre langue alors que j'avais de l'allemand plein la tête. Je pense que pendant près de quatre mois, j'ai répondu « ya » au lieu de « si » à ma professeure découragée. Mais je m'en suis sortie et aujourd'hui, je peux dire que j'ai appris quatre langues, et avec le magnifique voyage que j'ai fait en Allemagne, mon esprit s'est ouvert à d'autres cultures et à d'autres mœurs. La vie a su mettre sur mon chemin les bonnes personnes aux bons moments, ce qui a fait de moi une meilleure personne.

Un terrible accident

Un accident bête qui ne sera pas sans conséquences; encore aujourd'hui, les cica-
trices de Nancy demeurent perceptibles.

Nous étions un 21 juin. C'était une journée extraordinaire, ensoleillée, chaude, et surtout, les classes étaient terminées!

Mes parents s'étaient rendus à un congrès de la Corporation des Thanatologues du Québec dont ils faisaient activement partie. C'était l'heure du souper et j'étais fébrile, car ce soir-là, on inaugurait un nouveau bar à Saint-Elzéar. Mon amoureux du moment — que, pour des raisons évidentes, j'appellerai simplement Pat — et moi avions bien hâte de découvrir ce nouvel endroit. Dès que mes parents eurent quitté la maison, j'ai littéralement pillé la garde-robe de ma mère afin de me mettre sur mon trente-six avec ses vêtements et bijoux.

Nous sommes partis, la musique jouait à fond «Summer of 69» de Bryan Adams. Nous roulions à vive allure dans sa Renault 5 bleue, le toit ouvrant laissant entrer la lumière de cette fin du jour; à cette époque, peu de gens attachaient leur ceinture de sécurité. Nous étions jeunes, inconscients des risques; nous avions la vie devant nous.

En arrivant en haut de la côte entre Saint-Sylvestre et Saint-Elzéar, un pneu a crevé. J'ai été propulsée à travers le toit jusque dans le fossé fraîchement dynamité. Imaginez les roches pointues sur lesquelles j'ai atterri… Pat tenait le volant et s'en est tiré avec quelques coupures, dont une au-dessus de l'œil.

J'ai perdu connaissance entre le moment de l'explosion et celui où j'ai atterri. Ensuite, j'ai appelé au secours, mais pas assez fort, personne ne m'entendait. Je ne sentais plus mes jambes ni mon bras droit; j'avais peur, je criais, je pleurais. J'entendis finalement les ambulanciers arriver et s'affairer autour de moi.

On me transporta au Centre hospitalier de l'Université Laval, à Sainte-Foy. Plus tard, j'appris que j'avais les vertèbres dorsales D8 et D9 fracturées; c'était la raison pour laquelle je ne sentais plus mes jambes.

On m'hospitalisa durant une semaine. Chaque jour, je dus faire des efforts sous forte médication pour tenter de faire bouger mes jambes. J'étais prise de tremblements contre ma volonté, je grelottais tellement... Mais c'est grâce à ces mouvements incontrôlés que l'éclat d'os logé dans la moelle épinière se dégagea et que je pus bientôt commencer à ressentir des sensations dans mes jambes et mes pieds. J'ai eu tellement de chance, malgré tout!

Mon bras droit, toutefois, y a goûté un peu plus. Il était fracturé et coupé. Il ne tenait que par un lambeau de chair sous le bras; tout avait été arraché. Les médecins ont dû procéder par microchirurgie pour le réparer. Ne sachant pas encore si j'avais des lésions au cerveau, les médecins ont procédé par anesthésie locale.

Mon genou droit fut gravement atteint lorsque l'auto fit un tonneau; une roue de la voiture se décrocha et atterrit sur mon genou, l'écrasant par le fait même. Aujourd'hui, j'ai toujours une insensibilité au niveau de ce genou.

Comme le veut le dicton, un malheur n'arrive jamais seul!

Pat venait me visiter presque chaque jour; j'étais alors loin de me douter de ce qui se tramait. La veille de ma sortie de l'hôpital, il me dit bêtement qu'il ne pouvait plus sortir avec moi, car je ne pourrais plus aller veiller ni danser avec lui du reste de l'été. Il est sorti et je ne l'ai plus revu avant plusieurs semaines.

J'étais sous le choc, je pleurais de chagrin et de rage. C'était lui qui m'avait mise dans un état pareil et il se sauvait, le lâche, le salaud! Je le maudissais de toutes mes forces. Quand mes parents vinrent me chercher, j'étais en larmes. J'aimais beaucoup ce garçon et voilà qu'il me laissait tomber.

Donc, j'ai encore une fois passé l'été avec un corset orthopédique des fesses à la nuque. Il faisait très chaud dans cet accoutrement, le bras en immobilisation et la jambe aussi, avec une prothèse très serrée de la cuisse à la cheville.

Je suis revenue chez moi. Mes parents étaient découragés ; ils étaient malades et ils peinaient à prendre soin d'eux-mêmes. Je me sentais coupable d'être un fardeau pour eux. Je tentai de guérir vite, trop vite. J'aurai des séquelles jusqu'à la fin de mes jours de cet accident pour avoir voulu enlever le corset orthopédique trop tôt et n'avoir fait aucun exercice préalable.

Mais ça ne m'a pas empêchée de vivre ; je suis allée veiller quand même. J'ai donné des cours privés à un enfant qui avait de la difficulté à l'école. Mais surtout, surtout, j'ai pris le relais de mes parents ; j'ai fait des embaumements seule avec Gemma, on est allées chercher des corps, etc. En plus du lavage, du ménage, de m'occuper d'Étienne qui était si jeune, j'étais sa grande sœur et presque sa mère de remplacement. Finalement, j'ai passé une année très mouvementée.

Le cancer de mes parents

On ne s'attend pas à ce que nos parents dans la force de l'âge souffrent d'une maladie dite mortelle. La mère est la gardienne de la famille, celle qui réunit, qui aplanit les difficultés ; alors, voir sa mère se battre contre cette terrible maladie qu'est le cancer, c'est absolument inhumain. Mais apprendre que ses deux parents en sont atteints tient littéralement du cauchemar.

1985 FUT UNE ANNÉE CHARNIÈRE quant à la capacité d'absorber un choc pour une fille de 16 ans. Je fus rudement mise à l'épreuve, je vous le jure.

En janvier 1985, ma mère, ne se sentant pas très bien, va consulter. Diagnostiquant un cancer du sein très virulent, les médecins lui ont fait l'ablation complète du sein droit.

Ma mère, si belle, si pétante de santé, si aristocrate, devint en quelques mois l'ombre d'elle-même. Pourtant, elle a lutté, elle a refusé d'abdiquer et elle a réussi à tenir tête à la mort durant plus de 12 ans.

Au mois de mai de la même année, mon père apprend qu'il a un cancer du rein extrêmement avancé. On lui retire plusieurs kilogrammes de masse cancéreuse en espérant sauver son rein, mais finalement, on le lui enlève aussi.

Retraités malgré eux

Quand les forces manquent, il faut accepter l'inévitable, se résigner à vivre autrement, à vivre ailleurs. Mais si c'est sa propre fille qui décide de reprendre la profession familiale, cela a quelque chose d'étonnant et de rassurant. Malgré son jeune âge, Nancy possédait déjà les compétences inhérentes à ce travail des plus particuliers.

Juin 1985. Rien n'est comme avant à la maison. La maladie a pris le contrôle de notre vie. Alors que maman lutte de toutes ses forces pour gagner sa bataille, papa doit prendre par voie orale une chimiothérapie expérimentale et il ingurgite plus de seize comprimés quotidiennement. Je trouve ça énorme, mais en même temps, mon père fonde de grands espoirs de guérison. Alors, toute la famille l'encourage à continuer.

Son médecin, le Dr François Fékété de l'hôpital du Jeffrey-Hales à Québec, est un excellent oncologue. En effectuant des recherches, il découvrit qu'il n'existait que deux personnes au Canada, dont mon père, qui étaient atteintes du même type de cancer du rein. Le Dr Fékété apprit que le Lysodrin, un traitement de chimiothérapie en pilules, obtenait de très bons résultats sur l'autre patient, et il recommanda la même médication à mon père.

Papa devint de plus en plus fatigué ; il avait des crampes, de la fatigue musculaire, des douleurs aux jambes et aux bras, des nausées, des vomissements, des diarrhées, des douleurs abdominales, et il perdait l'appétit. Cela, c'est sans compter les chutes de tension ou au contraire, de l'hypertension au lever ainsi que des bouffées de chaleur. Puis, chose assez bizarre, je remarquais que mon père commençait à avoir des seins. On appelle ça une gynécomastie.

Malheureusement, les effets pervers de la médication créèrent chez papa une panoplie de symptômes extrêmement déplaisants : des hallucinations, des psychoses, une confusion mentale, une irritabilité, une agressivité, un engourdissement de plusieurs de ses membres, des troubles de l'équilibre et de la démarche, des mouvements anormaux, des tremblements, une somnolence pendant le jour, des troubles de la mémoire, une difficulté à parler, un syndrome parkinsonien, des éruptions cutanées et des démangeaisons. De plus, s'il se coupait, il coagulait plus lentement. Il faisait aussi de l'anémie, de la fièvre, avait des troubles de la vision, une cataracte et même une atteinte de la rétine.

Pourtant, cette médication pouvait lui sauver la vie, alors il la prenait malgré tous les effets secondaires.

Mon père demeura positif. Cependant, il maigrissait à vue d'œil et devenait de plus en plus fragile sur ses jambes, et il fallait le soutenir. Il cherchait ses mots et ça le mettait hors de lui. Il dormait presque tout le temps dans son fauteuil et sortait rarement.

Sa maladie le rendit de plus en plus intolérant envers ceux qui vivaient avec lui ; et puis, il souffrit d'incohérence. Souvent, tante Monique et tante Gemma devaient venir le chercher à la maison pour l'amener chez Chouchounne en bas de la petite côte pour un café ; seul, il ne pouvait y arriver.

Heureusement pour lui, le médicament fit effet, papa vit toujours et les néfastes effets semblent disparus, du moins en majorité. On ne peut pas dire que mon père est guéri : toute sa vie, il devra prendre des médicaments pour se maintenir tel qu'il est. Mais il est vivant et heureux ; cela compte plus que tout.

Ma rencontre avec Justin

Deux regards qui se rencontrent, une soirée sous les étoiles, une chaleur qui ne fait qu'exacerber les pulsions, l'amour s'épanouit sous un feu d'artifice tonitruant.

J'AI PASSÉ AVEC BRIO TOUS MES COURS AU CÉGEP et j'en étais très fière. J'ai donc fait ma demande à l'Université du Québec à Trois-Rivières en enseignement de l'anglais langue seconde et je fus acceptée sans difficulté. Restait à me trouver un appartement à Trois-Rivières, ville que je ne connaissais absolument pas. Je suis partie un beau matin avec mon copain de l'époque et nous sommes allés visiter de beaux appartements, des 4 pièces et demi, car nous avions aussi une colocataire.

J'ai passé des moments difficiles à l'école, car mon anglais, quoique très bon, n'était pas encore suffisant pour suivre facilement tous les cours. On y étudiait du Shakespeare et autres grands auteurs du monde anglo-saxon. Toutefois, je me sentais plus à l'aise avec l'anglais américain qu'avec celui de l'Angleterre.

Je vivais déjà en couple avec mon amoureux de l'époque. Une fois mon certificat en enseignement terminé, j'ai commencé à travailler comme secrétaire chez *Les Pétroles Irving* en attendant un poste d'enseignante. C'était un travail vraiment agréable, mais malheureusement, le poste que j'occupais fut supprimé.

Mon amoureux et moi avons décidé d'un commun accord de déménager à Saint-Jean-sur-Richelieu. J'y suis allée de gaieté de cœur, mais j'en suis partie le cœur brisé. En effet, mon amoureux m'a laissé pour… un homme. Quel affront à ma féminité, quel affront à mon orgueil! Ça m'a pris du temps avant de me remettre de cette aventure. Je suis donc allée vivre à Longueuil.

Un soir d'ennui, j'ai appelé mon amie Sylvie; elle m'invita à aller voir les feux d'artifice à La Ronde. Nous avions décidé d'aller souper au restaurant, mais je n'avais pas d'argent comptant sur moi. Il a donc fallu rebrousser chemin et aller à la Place Longueuil, au guichet automatique.

Luc, le petit ami de Sylvie, travaillait chez Radio Shack; il nous attendait sur les lieux de son travail. Sylvie et moi devions l'y rejoindre.

En ouvrant la porte, je l'ai vu… lui. Je me suis avancée, nous nous sommes présentés; il s'appelait Justin. Il m'a regardée et m'a souri, puis a disparu à l'arrière du magasin avec Alain, son gérant. Ce que je ne savais pas, c'est qu'il me regardait par la télévision de sécurité interne et disait à Alain : « Wow, regarde la belle fille, je la trouve pas mal de mon goût ! »

Après s'être un peu taquinés sur le fait que je venais de la Beauce et lui de La Tuque, nous nous sommes dit au revoir. Ce que j'ignorais, c'est que Justin avait donné son numéro de téléphone à Luc et lui avait demandé s'il pouvait nous accompagner aux feux d'artifice. Durant le souper, je n'arrêtais pas de poser des questions sur Justin; Luc et Sylvie trouvaient ça bien amusant. Après le souper, Luc m'a enfin avoué que Justin serait de la fête et nous sommes allés le chercher.

Nous avons trouvé un bel emplacement près du fleuve Saint-Laurent pour regarder les feux. Sylvie avait apporté une grande couverture et nous nous sommes tous assis dessus : Sylvie et Luc enlacés, moi et Justin espacés !

J'essayais désespérément d'approcher ce beau garçon, mais rien n'y faisait : il ne répondait pas à mon appel. Je tentai une dernière approche : « Est-ce que je peux m'asseoir contre toi ? J'ai mal dans le dos, j'ai eu un accident d'auto et ça fait encore très mal, assise comme ça. » Il me dit oui, se croisa les bras, et je m'appuyai sur ses bras; c'était très inconfortable.

Au bout d'une minute, il me quitta pour ne revenir qu'un long moment plus tard. J'étais inquiète. Je n'avais pas réalisé qu'il y avait près de 10 000 personnes près de nous et c'était très difficile de circuler. À son arrivée, il s'est assis sur la couverture, m'a ouvert les bras et je me suis blottie contre lui. J'avais la tête qui tournait, je sentais dans mon corps que Justin deviendrait le père de mes futurs enfants ! Pendant ce temps-là, mille feux d'artifice multicolores éclataient au-dessus de nos corps enlacés; nous n'étions plus 10 000, nous étions seuls, lui et moi, dans la nuit étoilée.

Nos fiançailles

L'amour avait bien été au rendez-vous cette fois ; Justin et Nancy étaient prêts à l'assumer.

Nous résidions à Québec et allions souper à Saint-Patrice pour mon 25e anniversaire de naissance. Ce fut tout un événement ! Imaginez, j'allais être vieille fille !

Nous étions donc en plein souper lorsque Justin s'est levé et a officiellement demandé : « Monsieur Lambert, puis-je vous demander la main de votre fille ? » J'étais ahurie ! Il ne m'en avait pas parlé auparavant ; une joie si grande m'habita que j'en ai pratiquement perdu le souffle. Justin, profitant de ma surprise, se tourna vers moi et m'offrit un écrin contenant une bague sertie avec ma pierre de naissance, une belle pierre rose, tout comme mes joues. J'étais tellement heureuse. Je flottais. Maman, tout sourire, retenait des larmes d'émotion, et, il faut bien le dire, mon père aussi ! Ce fut mémorable.

Le lendemain soir, il y avait une fête dans la famille de mes grands-parents Guay. Alors, devant toute l'assistance, mon Justin a redit son amour pour moi ; nous étions fiancés. Applaudissements et cris de joie. C'était le 16 octobre 1993.

Notre mariage

Le rêve, le rêve d'une jeune femme, la robe longue, le voile diaphane, la traîne interminable, le bouquet odorant… Mais mieux encore, le rêve d'une autre femme, le rêve d'une mère gravement atteinte du cancer qui ne croyait pas avoir le bonheur d'accompagner sa fille en ce grand jour.

Il n'était pas question que nous nous mariâmes durant l'été et que nous souffrions de la chaleur intense du mois de juillet ; alors nous avons choisi la fin de semaine de la fête du Travail, nous disant que nos amis pourraient fêter tout à loisir.

L'automne précoce colorait déjà les arbres, l'air sentait le vent frais, le soleil brillait et tout le monde avait le cœur à la fête, même papa. Sur le cintre, ma robe semblait m'attendre. Je devais me faire belle, la plus belle pour mon amour.

Comme le veut la tradition, le soir précédant mon mariage, j'ai dormi chez mes parents. J'étais fébrile en me levant au petit matin ; dans la maison, des gens allaient et venaient. Chouchounne et maman babillaient à qui mieux mieux.

L'atmosphère était aux rires et aux souvenirs. Ma mère, si heureuse de participer à la grande fête de mon bonheur, était vraiment ravissante. Elle allait d'une pièce à l'autre et elle avait bien hâte de revêtir sa magnifique robe bleu saphir aux reflets argentés

J'avais un oncle malade qui ne pouvait assister au mariage ; nous avons décidé d'aller lui rendre une petite visite. À mon retour à la maison, je découvris avec horreur une tache d'huile sur ma belle traîne. Nous avons passé une partie de l'après-midi à tenter de faire disparaître cette tache. Finalement, nous avons réussi ; je suis sortie de la belle Jaguar bourgogne le sourire aux lèvres pour la prise de photos avec toute la famille chez M. et Mme Freddy Lefebvre, là même où mes parents s'étaient rencontrés.

Nous avions décidé de nous marier à 19 h 00, un énorme buffet devant être servi vers minuit ; tous pourraient ainsi en profiter ! Devant l'église de Saint-Patrice-de-Beaurivage m'attendait mon amour, mon Justin. C'est qu'il avait fière allure dans son smoking et son plastron bourgogne et blanc ivoire. Il avait passé la soirée et la journée avec sa famille et nos amis dans notre maison de Saint-Lambert-de-Lauzon, et il était prêt à dire oui !

Lorsque je suis arrivée devant l'église de Saint-Patrice, mon cœur battait la chamade ; j'avais envie de pleurer tellement l'émotion était palpable. Mes parents, au bord des larmes, se taisaient. Vous auriez pu sentir leur fierté et leur amour dans cette église bondée. Toute l'assistance savait que mes parents ne pensaient jamais vivre suffisamment longtemps pour assister à mon mariage.

Je me souviens avoir entendu les premières notes de la marche nuptiale jouée par mon frère Jean-François accompagné au piano par un ami ; Josiane, la conjointe de Jean-François, entonna le couplet de sa voix de mezzo-soprano. Tous étaient heureux de participer à notre amour. À l'avant, belle-maman Nicole et mon beau-frère Carl nous attendaient avec Justin.

Justin s'est avancé et m'a offert son bras; j'ai quitté mon père et ma mère en leur donnant à chacun un tendre baiser, puis je me suis avancée vers mon avenir, vers mon amour, vers celui que j'aime : Justin Hudon.

Nous avons ensuite pris place à l'avant et la cérémonie a pu commencer. Papa avait réussi, malgré sa maladie, à ne pas dire ou faire de niaiseries; maman n'avait pas trop pleuré, j'étais heureuse.

Les servants de messe et le porteur des anneaux étaient des gens très importants pour nous : mon frère Étienne et ma petite-cousine Marie-Pierre servaient la messe tandis que mon oncle Gaby portait nos alliances dans un écrin en forme de colombes, cadeau d'Étienne. Je me souviens m'être sentie heureuse, pleinement heureuse, alors que j'étais entourée de ceux qui étaient les plus importants pour moi.

Justin et moi avons pris la parole, ce qui en surprit plusieurs. Nous leur avons raconté comment nous nous étions connus, ce à quoi ressemblait notre vie de couple, car nous vivions déjà ensemble. Nous leur avons parlé de notre amour, ce que peu de couples faisaient dans ce temps-là. Je ne voulais pas faire comme les autres, je n'ai jamais voulu faire comme les autres.

J'avais confectionné mon bouquet de mariée ainsi que les parures de boutonnières avec l'aide de maman et d'amies. J'avais même créé un livret souvenir avec toutes les étapes de la cérémonie, incluant les chants et les interventions écrites. Maman avait dessiné mes faire-part à l'encre de Chine, représentant deux oiseaux amoureux; cette même représentation ornait le dessus du livret.

À la fin de la cérémonie, nous avons invité tout le monde à nous suivre à la salle municipale de Saint-Bernard. Nous avions décidé de nous marier à Saint-Patrice, mais nous faisions la réception à Saint-Bernard; je tenais à faire plaisir à ma mère, originaire de ce village. Nous avions décoré la salle avec grand soin, disposant sur chaque table des bouquets de ballons enrubannés dans les teintes de bourgogne et de blanc. Un énorme ballon fixé au plafond contenait une multitude de petits ballons, et un autre une jarretière, car il n'était absolument pas question que je me fasse enlever une jarretière par les dents de mon mari alors que je serais debout sur une chaise; je trouvais cela dégradant et je voulais faire nouveau.

Mon gâteau, confectionné avec amour par tante Chouchounne, nous représentait bien : deux colombes blanches, et encore les même couleurs de la fête.

Elle avait pris soin de faire le premier étage sans noix ni arachides pour que je puisse au moins y goûter. Chère Chouchounne, toujours attentive à mes besoins et caprices.

Lorsque tout le monde fut parti, j'ai enlevé mes escarpins de satin ; personne ne le sut, mais j'avais changé mes souliers de noces inconfortables par des pantoufles Isotonere en satin blanc. Nous prîmes la direction de l'hôtel Invitation Inn à Sainte-Marie, où nous avions réservé la suite royale. Notre voiture était pleine de cadeaux et de confettis... Nous nous sommes déshabillés et avons profité à tour de rôle du bain thérapeutique mis à notre disposition dans notre chambre...

À peine quinze minutes après nous être endormis, le bain commença à souffler tout seul. Ça menait tout un vacarme. La première fois, nous avons pensé avoir touché à un quelconque bouton. Mais la cinquième fois, nous étions à bout de nerfs. La réceptionniste ne savait que faire ; elle ne connaissait pas le bain. Justin et moi étions fatigués... Nous lui avons suggéré de fermer les fusibles. Le lendemain, nous avons été informés que ledit bain se séchait une fois la séance terminée, si on ne touche rien. Nous en rions encore, mais je vous jure que c'était la fin du monde à ce moment-là.

Nous sommes allés déjeuner avec la famille de Justin le lendemain matin, en souliers de noces, car nous n'avions pas prévu nous amener des souliers de rechange dans nos valises. Je vois encore Justin en bermudas et souliers vernis ; c'était d'un chic ! Et moi, en pantoufles de satin, une vraie Cendrillon.

Une amie nous avait prêté son loft situé sur la rue d'Auteuil, près des remparts à Québec. C'est là que nous avons vécu nos premières heures de jeunes mariés, dans la vieille ville, mangeant à des heures pas possibles, faisant les touristes, louant même une calèche ! Nous avons visité le Château Frontenac et tout le Vieux-Québec. C'est fou, mais plus on demeure près d'un endroit si féérique, moins nous visitons ; nous prenons pour acquis que c'est là, sans même le connaître. Nous étions heureux de pouvoir vivre seuls de si beaux moments.

Une première grossesse, enfin

Une merveilleuse surprise pour une future grand-maman qui verrait un premier petit-enfant.

Les valises étaient prêtes, nous étions fébriles… et inquiets. Comment allait se dérouler ce fameux voyage à Ottawa en compagnie de mes parents et de Josiane, tous entassés dans un Chrysler New Yorker ? Papa n'allait pas très bien et ce fut maman qui dirigea les opérations.

J'avais réussi à obtenir de mon employeur deux belles semaines de vacances. Nous étions fraîchement mariés, des projets plein la tête. Nous voulions rendre notre petite maison bleue de Saint-Lambert-de-Lauzon la plus accueillante possible pour un enfant qui tardait tant à venir. Pourtant, on s'essayait depuis notre nuit de noces, nous étions prêts, mais il faut croire que cet enfant, lui, ne l'était pas. J'étais triste, car je pensais que l'accident que nous avions eu quelques mois auparavant avait pu endommager mes ovaires ; j'avais subi d'importantes coupures dans le bas-ventre, directement au-dessus des ovaires. Le coup porté par l'autre voiture avait été si fulgurant que tout avait été coupé à travers mon manteau d'hiver et mes pantalons. La ceinture m'avait sauvé la vie, mais m'avait méchamment mutilée.

Nous rendions visite à mon frère Jean-François, membre du Royal 22ᵉ Régiment, cantonné à Ottawa. La route serait longue, mais maman conduirait jusqu'à Drummondville, ensuite ce serait Justin, moi et Josiane. Plusieurs pauses plus tard, nous sommes enfin arrivés à bon port et avons rejoint Jean-François à sa caserne. Il avait eu la bonne idée de réserver pour nous des chambres à l'Université d'Ottawa, dans les quartiers étudiants. Nous étions en basse saison et plusieurs chambres étaient libres, ce qui a diminué le coût d'hébergement de cette semaine dans la Capitale.

Nous avons visité plusieurs endroits ensemble, c'est-à-dire toute la famille. Puis, Justin et moi avons préféré nous éloigner un peu et avons décidé de faire notre propre itinéraire, car papa et maman semblaient fatigués et désiraient souvent se reposer, ce que nous comprenions aisément.

Un jour, nous nous sommes gâtés en faisant une promenade : nous nous dirigions vers le Musée de la Civilisation de Gatineau, de l'autre côté de la rivière, en face d'Ottawa. Nous avons remarqué un écriteau indiquant « La Maison Sanche », une jolie auberge ; nous avions faim, et un super croque-monsieur servi avec gentillesse et attention nous rassasia. Par la suite, nous nous sommes surpris à demander s'il y avait des chambres à louer dans cet établissement. Nous avons visité une superbe suite avec lit baldaquin et douche en coin. Nous avons vite réservé et avons passé la journée à nous promener. Un souper cinq services nous fut servi. Quant à la chambre, ce fut si sublime que nous y avons conçu notre fils, Nicolas.

Cette maison transformée en auberge appartenait à la famille de M. Guy Sanche ; pour les plus vieux, vous vous souviendrez du célèbre Bobino ! Eh bien, il a grandi dans cette magnifique demeure près du Canal Rideau.

Mon enfant ! Cet enfant, je l'ai attendu comme un cadeau extraordinaire. Mais Justin encore plus. Il espérait un garçon, j'espérais une fille. Je me souviens qu'à la première échographie, bébé avait les mains sur son sexe, comme Michael Jackson, et pas moyen de le faire bouger. Il ne voulait pas que nous sachions tout de suite. Nous avons donc attendu la deuxième échographie et il s'est révélé à nous. Joie, bonheur, fierté ! Justin n'en pouvait plus : son p'tit homme allait naître ! Nous avons pris le temps de choisir son nom avec attention, pour finalement arrêter notre choix sur Nicolas. Il est venu au monde deux jours après la date prévue, deux jours à me promener avec ma bedaine dondaine, à prendre des grandes marches pour essayer de déclencher le tout, rien à faire. Le dimanche 12 mai, c'était la fête des Mères et bien sûr, Justin a pris soin de souligner que ce n'était pas encore ma fête, car je n'étais pas encore une mère… non mais! Tu le porteras neuf mois, toi, le bébé, juste pour voir si tu n'es pas une mère! Justin a toujours été très drôle et a toujours eu un sens de l'humour aiguisé qu'il utilisait à toutes les sauces. On s'amuse toujours aussi ferme ensemble, lui et moi.

Maman m'a offert un livre où j'ai pu écrire chaque jour ou presque mes impressions, mes sensations, ce qui se passait dans ma vie, etc. Elle m'a également donné mon premier sac à couches rempli de belles et bonnes choses pour notre enfant. Elle était tellement excitée, elle annonça à tout le monde la bonne nouvelle; et papa fit de même à chaque personne qu'il rencontra. J'étais très fière de pouvoir faire vivre cet événement à mes parents.

Nicolas s'est annoncé le lendemain d'une tempête de neige. Vers 10 h 00, je me suis sentie fatiguée et j'ai dit à Justin que j'allais m'allonger. Tout à coup, j'ai senti quelque chose de chaud couler entre mes cuisses. Je me suis levée pour aller aux toilettes et j'ai fait ma trace sur le beau tapis blanc cassé de notre chambre, dans le corridor en bois franc, sur la céramique de la salle de bains jusqu'aux toilettes. J'ai appelé Justin, il est arrivé en courant et a glissé dans le liquide amniotique. Je riais. J'ai ensuite pris un bon bain. Les contractions ont commencé à se faire sentir comme une vague de plus en plus forte. On s'est rendus à l'hôpital et six heures plus tard, je donnais naissance à mon premier enfant, un beau gros garçon de 5,8 kilogrammes. Comme il était fort et dodu, mon fils; il relevait la tête lorsqu'il était sur mon ventre. Le docteur n'en revenait pas. Pendant que les infirmières s'occupaient de moi, Justin se promenait avec son fils dans les bras; il lui parlait et lui montrait la ville de Québec qui s'éveillait. Jamais je n'avais vu mon mari aussi heureux et aussi fier. J'ai vu des larmes de bonheur couler sur ses joues, ses yeux briller, son sourire se fendre jusqu'aux oreilles, qu'il avait petites, tout comme son fils d'ailleurs; de toutes petites oreilles tendres et mignonnes.

Nicolas fut la fierté de ma mère et de mon père : leur premier petit-fils! Ils sont accourus à l'hôpital dès l'annonce de la naissance. Maman l'a tendrement bercé pendant de longues heures. Oncle Étienne était là aussi avec papa. J'ai vu dans le regard perdu de ma mère qu'elle vivait là un des plus grands moments de sa vie : elle était là pour voir son premier petit-enfant. Papa aussi était vraiment heureux ; ça se voyait.

Lors de notre sortie d'hôpital, devinez qui est venu passer trois jours à la maison pour nous aider ? Grand-maman Florence ! C'est elle qui a donné le premier bain de Nicolas ; vous auriez dû voir la salle de bains. Justin et grand-maman Florence étaient en sueur, car il faisait tellement chaud ; ils avaient peur que bébé ait froid. Je me suis retirée, car je n'en pouvais plus. C'était très drôle, mais je devais récupérer. Alors, je suis allée me coucher.

Quatre jours plus tard, j'ai dû retourner à l'hôpital d'urgence, suite à une infection urinaire aiguë. J'ai dû cesser d'allaiter Nicolas à cause des médicaments que je devais prendre. J'étais en larmes, car je prenais ça comme un échec personnel ; j'ai dû faire le deuil de ce lien particulier qui nous unissait, mon fils et moi. D'un autre côté, Justin a su profiter de la situation pour créer un lien avec son fils et le biberon.

Nicolas a été chouchouté par tout le monde autour de nous : nos voisins, nos amis, mais aussi mes parents, les parents de Justin, Nicole et André, Chouchounne et combien d'autres. Il a fait ses premiers pas dans la salle à manger au-dessus du salon funéraire, avec mes parents comme témoins. Sa première coupe de cheveux a eu lieu à trois mois par Gaétane Vaillancourt, notre coiffeuse attitrée à la maison ; il avait l'air d'un Beatle tellement il avait de cheveux, cet enfant. Et que dire de son appétit vorace !

C'était un enfant très éveillé, très charmeur, très attachant, et ça n'a pas changé au fil des années : au contraire, ça s'est raffiné. Nicolas est un enfant qui a su combler ses grands-parents malades par son affection et sa tendresse à leur égard, et qui a su nous combler, nous ses parents, par son intelligence, sa vivacité, sa curiosité et son sourire avec sa petite fossette dans la joue.

Encore aujourd'hui, il existe un lien très fort entre Nicolas et son père, mais encore plus fort entre lui et moi, car j'ai pu passer près d'un an auprès de lui. Comme je travaillais dans un bureau, j'ai pu profiter du seul congé de maternité de ma vie, car je n'étais pas à mon compte, et j'en ai profité à 100 %.

Émilie et Rébéka

L'avenir, la continuité, l'éternité même, ce sont nos enfants ; une autre naissance si tôt après la mort récente de sa mère donna le courage à Nancy d'affronter la vie.

Après la mort de maman, rien ne fut plus jamais pareil dans ma vie. Il me manquait un élément essentiel, le lien qui m'unissait à mon passé, à mon présent et à mon avenir. Adolescente, j'avais bien tenté de ne pas voir ce lien si puissant, de le détruire en pensée, parce que ça faisait trop mal, parce que je me sentais dépendante de cette femme, parce que peut-être que je l'aimais trop.

Avec mon père, c'était toujours différent : une dualité plus qu'un lien, dualité qui se transformait inéluctablement en fusion lors des embaumements que nous pratiquions ensemble. Bien qu'éphémère, cette complicité devenait tellement puissante que rien ni personne n'osait s'interposer entre nous.

Durant mon adolescence, je peux affirmer que j'ai vécu des émotions très fortes par rapport à mes deux parents, mais diamétralement opposées. Ma mère me parlait de sérénité, de solidité, de continuité, d'immortalité ; alors que pour papa, la vie se mesurait à la force, autant physique que morale, et au courage aussi, car l'embaumement n'est pas pour tout le monde, vous en conviendrez. Fondamentalement, c'est avec mon père que j'ai été le plus confronté à moi-même. J'ai dû apprendre à me connaître, à savoir où étaient mes limites, à vieillir, à comprendre où serait ma voie plus tard et à m'y diriger sans me laisser distraire.

Après la mort de maman, je me suis retrouvée seule, fin seule avec moi-même. Je vivais un double deuil. J'avais passé les neuf derniers mois avec Émilie, en complète fusion avec mon cœur ; les neuf derniers mois, j'avais aidé ma mère, je l'avais soutenue, j'avais fait un bout de chemin avec elle, avec ma fusion maternelle. Voilà, je me retrouvais seule, ma mère était morte et ma belle Émilie était pétante de santé et de vitalité, hors de mon ventre.

J'ai vécu difficilement les deux mois suivant la naissance d'Émilie et le décès de maman, comme en état de choc. Heureusement, j'avais demandé l'aide de la Fondation Jonathan, de Sainte-Marie-de-Beauce, et on m'avait envoyé un ange, une bénévole pour m'écouter et me guider. Elle me prêta des lectures, me parla de sa propre expérience du deuil. Cela m'aida énormément, mais le reste du chemin, il fallait que je le fasse seule ; il me fallait gravir ma montagne.

On m'enleva mon plâtre vers le 13 avril, et ce fut un moment de libération. J'ai enfin pu prendre ma belle fille dans mes bras tout à loisir, la caresser, l'endormir, la bercer. J'aimais et j'aime toujours la regarder ; cette enfant possède des yeux tellement foncés que l'on en distingue à peine la pupille. Je l'appelais ma belle Émilie aux yeux de corneille. J'étais en extase devant ce petit bout de femme vive ; déjà, on devinait son intelligence alerte et son désir de vivre, elle était forte. Avec ses cheveux noirs en « brosse » et sa fossette dans la joue, elle avait gagné mon cœur à jamais. Je lui parlais comme on parle à une adulte ; je lui confiais ma journée, mes peines et mes angoisses, mais aussi mes joies et mes bons coups. J'ai toujours gardé avec elle ce lien de confidence qui, encore aujourd'hui, perdure, à notre grand bonheur à toutes les deux.

Le 13 avril 1998, j'ai commencé à ressentir les effets d'une grossesse que j'attribuais plutôt à la trop grande fatigue accumulée, à la peine, au deuil… mais non. J'étais en plein travail de construction d'une VIE et donc rien à voir avec la MORT. Vers la mi-mai, nous sommes tous allés rencontrer ma gynécologue qui nous avait suivis pour la grossesse de Nicolas et d'Émilie. Nous sommes allés chez le médecin pour une visite de routine avec Émilie. Comme d'habitude, Justin s'était caché derrière le rideau de consultation, mais cette fois-ci, il était accompagné de Nicolas qui ne disait pas un mot. Comme d'habitude, la Dre Bazin faisait son entrée et elle disait : « Tu es seule ce matin ? Où est Justin ? » Elle tirait alors les rideaux et le découvrait. On riait beaucoup ensemble.

Ce matin-là, toutefois, je lui ai fait part de mes inquiétudes : nausées matinales, perte d'appétit, fatigue lancinante, besoin de dormir dans la journée, mal aux seins (je n'allaitais pas Émilie). Elle me dit : « C'est bien normal, Nancy, après tout ce que tu as vécu, une naissance, un bras cassé, une maman qui meurt, c'est normal que tu sois fatiguée. » J'ai répondu : « Je suis enceinte, j'en suis certaine. » Elle m'a dit : « Ben voyons donc ! Va faire le test d'urine et rejoins-moi par la suite, on va avoir la réponse. Ça se peut pas, ça fait juste un mois et demi que tu as accouché, tout de même. » J'ai fait ce qu'elle m'a demandé.

À son retour, elle a regardé Justin droit dans les yeux et lui a dit, mi-figue, mi-raisin : « Qu'est-ce que tu lui as fait ? Nancy es enceinte ! »

J'étais aux oiseaux, Justin aussi. J'étais tout sourire. Un troisième bébé! Cette grossesse-là, j'aurais le temps de la vivre et d'en prendre conscience, de me flatter la bedaine; un cadeau du ciel au bon moment. Nous avons donc fixé les rendez-vous prénataux pour la troisième fois ensemble. Après les félicitations d'usage, nous avons quitté le cabinet médical. Je ne portais plus à terre.

Notre retour à la maison, ce matin-là, fut des plus joyeux. Nous élaborions déjà des plans de réaménagement des chambres, les couleurs, les questionnements quant au sexe du bébé. Nicolas nous écoutait et demandait : «Où bébé maman?» Sa petite sœur Émilie gazouillait dans son siège de bébé derrière moi. Une famille heureuse, une famille comblée; voilà ce que nous étions à ce moment précis de notre vie. Dès que nous sommes arrivés à Saint-Patrice, vite, nous sommes descendus chez Chouchounne afin de lui annoncer la grande nouvelle. Comme elle était heureuse! Elle a vite déshabillé Émilie, l'a prise sur son cœur, a pris Nicolas sur ses genoux et nous a écoutés faire le récit de l'avant-midi chez la docteure. Elle m'a assurée de son soutien, nous a préparé un bon café, question de fêter ça; et elle a appelé le clan au grand complet pour répandre la bonne nouvelle.

Une chance que j'ai eu de l'aide, parce que ce fut une année difficile. Justin et moi avons eu de nombreux décès, cet été-là, et j'étais plus fatiguée. Néanmoins, l'adrénaline aidant, j'ai réussi à mener à bien tous mes projets. Mes journées étaient très remplies et je devais également travailler à la comptabilité de la compagnie, ce que je n'aimais absolument pas. Je n'y étais pas très à l'aise, car les chiffres et moi, on n'a jamais fait bon ménage; mais je n'avais pas le choix, il fallait que ça balance à tous les mois et je devais travailler probablement deux fois plus fort que les autres pour y parvenir. Encore aujourd'hui, on me parle de comptabilité et j'en ai froid dans le dos, comme le vertige des précipices.

J'ai eu à faire les funérailles d'un membre de la famille de Monseigneur Couture, évêque de Québec. C'était donc normal qu'il soit présent au salon funéraire. J'allais et venais, comme à mon habitude, jasant avec les gens qui s'y trouvaient, m'informant de leur santé, de leur famille, de leurs réussites, etc. Vint donc le moment où je rencontrai Monseigneur Couture. Il faut dire que j'étais très enceinte, vers les huit mois et demi de grossesse de Rébéka. Il s'avança vers moi, souriant, posa ses deux larges mains sur ma bedaine et me dit : « C'est la première fois que je pose les mains sur la bedaine d'une directrice de funérailles, enceinte de surcroît. » Nous avons bien ri et je l'ai remercié d'avoir béni mon enfant à venir. Il prit le temps de mieux me connaître et j'ai beaucoup apprécié cette rencontre.

Imaginez la scène. La musique commence, M. le curé s'avance vers le cortège funèbre ; une femme très enceinte se présente devant les porteurs, leur donne des instructions, puis entame la marche en se dandinant. Tout se déroule de façon solennelle malgré le côté bizarre de la situation. C'était ça, ma vie. Une fois le cercueil bien installé, les fleurs placées de chaque côté, les chandeliers allumés, je faisais un petit salut. Justin venait me rejoindre, car nous travaillions ensemble ; du même pas, nous retournions à l'arrière afin que la cérémonie commence. J'allais alors m'asseoir dans le banc du bedeau, surélevé, à l'arrière, quand un tel banc existait ; sinon, une simple chaise faisait mon bonheur.

Rébéka, mon petit oiseau d'amour, fut une grossesse merveilleuse ; j'arrondissais à vue d'œil. Ma fille grandissait dans mon ventre et Dieu qu'elle bougeait et donnait des coups de pied. Une vraie grenouille ! Elle était attendue pour le 20 janvier, mais elle en décida autrement. C'était un soir de tempête. J'ai senti les premières grosses contractions au début de la journée ; ça allait et venait comme une vague, je savais ce qui m'attendait. Nous sommes allés à l'hôpital vers 20 h 00. Ils m'ont gardée et ont mis un petit lit à la disposition de Justin. Je n'allais pas bien du tout ; j'étais enrhumée et fiévreuse. Je faisais plus de 39 degrés de fièvre et j'étais essoufflée.

On m'administra l'épidurale que je réclamais à grands cris, mais ça s'est gâté alors que l'anesthésiste me piquait. J'ai gelé jusqu'au crâne ; j'avais de la difficulté à respirer. Je voyais Justin comme au bout d'un grand tunnel noir, j'avais très peur ; je ne sentais plus le bébé bouger, je ne pouvais même plus communiquer avec mon mari. J'étais carrément incapable de quelque mouvement que ce soit. Lorsque le médecin a dit : « Poussez, madame », c'est Justin qui a mis ses mains sur mon ventre pour sortir le bébé. Elle ne sortait pas. Le médecin est allé vérifier et a conclu qu'elle n'avait pas la figure vers le sol et il a dû la tourner. Quelle sensation étrange, tout de même. La même chose qu'à la naissance d'Émilie. Dès qu'elle a été retournée, ils ont dû l'attraper, car elle est sortie tout de suite. Un gros bébé de 4,4 kilogrammes, toute frisée, les yeux bleus et le nez retroussé. Elle a poussé son premier cri dès sa sortie. On l'a emmaillotée et on me l'a donnée, mais je ne pouvais toujours pas bouger. C'est Justin qui a eu le bonheur de la prendre jusqu'à ce que je puisse enfin réagir, quelque dix ou quinze minutes plus tard. J'étais tellement heureuse, belle fille d'amour ; elle était magnifique et très forte, elle levait la tête pour nous regarder, tout comme l'avait fait Nicolas quelques années avant elle.

Mes enfants, c'est mon bonheur de chaque jour. C'est ma parcelle d'éternité. Ils me donnent le courage de me battre pour ma vie ; d'accepter ces horribles traitements qui me permettent de gagner des jours et des minutes auprès d'eux. Mes amours, je vous adore.

L'entreprise funéraire

Bien qu'elle ait vécu au sein même de l'entreprise funéraire et qu'elle y ait travaillé depuis son jeune âge, Nancy n'avait pas imaginé reprendre le flambeau familial. Ses études l'amenaient ailleurs; pour elle, la thanatologie, c'était un à-côté. Et pourtant...

MES PARENTS M'AVAIENT MANDATÉE POUR VENDRE l'entreprise funéraire à d'autres maisons funéraires. Les Américains, très intéressés à l'époque par nos maisons funéraires familiales, croyaient à tort qu'un superboum de décès aurait lieu dans les dix années suivantes. Ils firent quelques offres d'achat, mais rien qui approchait le prix espéré.

Justin et moi avons donc décidé d'acheter la maison funéraire en juillet 1997, payant alors le prix demandé par mes parents. Tout le monde semblait alors très heureux de la tournure des événements; on a même sabré le champagne un soir où nous arrivions de chez le notaire. La joie, l'euphorie régnaient en ces temps bénis. Je croyais réinventer le monde funéraire; j'avais l'énergie du guerrier, une volonté d'acier et une vision quasi divine des changements à apporter afin d'élargir notre territoire.

Ce qui m'a le plus frappée, c'est le regard de maman, enfin délivrée de ce lourd fardeau : elle n'était plus capable de s'en occuper seule. De plus, tous les deux souhaitaient profiter de leur argent et du bon temps qu'il leur restait à vivre ensemble; ils avaient eux aussi une telle urgence de vivre, leur temps sur Terre étant compté.

Je voulais toujours sauver le monde, mais je me voyais incapable de les sauver eux, de leur donner du répit, sauf en continuant leur œuvre à la maison funéraire.

Après avoir vécu beaucoup de stress et de peine, c'est alors que j'ai eu le bonheur de leur annoncer que j'étais enceinte de mon deuxième enfant et ce, la même journée où nous avons eu l'accord pour le financement de l'achat de Napoléon Lambert & Fils Inc. J'étais si heureuse.

J'étais tellement heureuse de prouver à mon père que je pouvais pratiquer le même métier que lui et réussir à élever une famille en même temps. J'étais mon propre patron, désormais; je tenais les rênes de l'entreprise, bien appuyée par mon mari qui gardait tout de même son travail régulier.

Nous demeurions toujours dans notre maison de Saint-Lambert-de-Lauzon, mais le temps pressait et j'étais fatiguée; le bébé demandait énormément d'énergie et de repos. Puis, nous devions déménager à Saint-Patrice, car nous avions aussi acquis la résidence en achetant l'entreprise funéraire.

Je me suis empressée de tout empaqueter et d'organiser notre déménagement tout en commençant ma carrière de directrice de funérailles, d'autant plus qu'il y eut plusieurs décès au mois d'août de cette année-là.

Dans la deuxième semaine du mois de septembre 1997, au moment même où nous avons pu emménager au 446, rue Principale, au-dessus du salon funéraire, la bisbille a commencé.

Nous avions aménagé à grands frais et à beaucoup d'efforts la partie de la maison que nous appelions la rallonge pour en faire un merveilleux et lumineux 4 pièces et demie, avec un poêle à combustion lente en plein centre et un toit cathédrale muni de deux puits de lumière.

Nous avions demandé à mes parents d'accélérer l'empaquetage de leurs biens, car nous avions loué notre maison de Saint-Lambert-de-Lauzon et les locataires devaient en prendre possession le 15 septembre. En ce qui nous concernait, tout était empaqueté et prêt à partir.

J'étais tellement heureuse d'avoir ma mère à mes côtés; elle venait de terminer une série interminable de chimiothérapie. J'étais enceinte de mon deuxième bébé, nous avions grandement besoin l'une de l'autre.

Quant à papa, il a toujours été autoritaire et ça s'avérait difficile de communiquer avec lui. Justin n'étant pas du genre à se laisser mener, imaginez le portrait! C'étaient deux têtes fortes.

Finalement, Justin a parlé à papa pour les enjoindre de déménager au plus pressant.

Cela a fait pleurer ma mère et enrager mon père, ainsi que mes deux frères qui ne comprenaient pas pourquoi nous les stressions. Mes parents, bien que malades, n'avaient pourtant pas à aller bien loin ; il s'agissait simplement de traverser le corridor, mais ces quelques pas leur demandaient tellement d'efforts. Sans doute à cause de leur maladie, mes parents ne semblaient pas comprendre que nous étions pressés par les nouveaux locataires ; nous étions pratiquement dehors.

Mon père et ma mère ont donc déménagé dans la rallonge ; ils se sont départis de beaucoup de meubles et d'accessoires. La santé de mon père se dégradait à vue d'œil et bientôt, dû à la prise de nombreux médicaments et à tout le stress vécu dans la dernière année, il perdit la tête. Ce fut une bousculade d'événements malheureux qui l'amenèrent à l'hôpital pour une cure fermée en psychiatrie, cure qui dura un mois et demi.

Mes parents redéménagent

La maladie confronte parfois à des choix déchirants ; alors que tout semble se régler pour le mieux, la vie nous pousse vers des avenues improbables. Le bonheur de Nancy d'avoir sa mère à ses côtés fut de courte durée.

Pendant ce temps, ma mère, malgré sa grande détresse, décida de déménager à l'Îlot Saint-Patrick, à Québec, avec mon père ; ils auraient ainsi de l'aide médicale permanente. Pour maman, le petit village de Saint-Patrice-de-Beaurivage manquait de ressources. Elle se désespérait d'avoir du soutien 24 heures sur 24. Vivre à Québec dans cet appartement avait le grand avantage d'avoir un personnel infirmier sur place.

Ils ont donc déménagé, une fois de plus. La santé de ma mère se détériorait à vue d'œil, elle maigrissait et jaunissait, signe que le cancer du sein avait atteint son foie et se répandait à travers son corps frêle.

Nous avons fêté Noël ensemble cette année-là, chez nous à Saint-Patrice, et le jour de l'An fut célébré à Québec dans l'appartement de mes parents. Maman et papa semblaient heureux de cette nouvelle vie ; ils rencontraient des gens intéressants, des médecins à la retraite, des gens fortunés, etc. Ce milieu de vie comblait totalement ma mère, mais mon père s'ennuyait ferme.

L'hiver battait son plein et mes parents durent rester un peu plus à l'intérieur à regarder la vie se dérouler par la fenêtre. N'étant pas habituée à ce genre de vie où l'on prend ses repas en commun dans de grandes salles de réception, maman décida de faire livrer ses repas à l'appartement.

À titre expérimental et sur les recommandations de son oncologue de l'hôpital du Saint-Sacrement, maman prenait du cartilage de requin à tous les repas afin de l'aider à prolonger ses jours ; mais rien n'y faisait, la maladie gagnait du terrain à une vitesse fulgurante.

Un jour de tempête, le 2 mars 1998, maman eut le grand plaisir d'apprendre qu'elle était grand-mère pour la seconde fois. Émilie venait de naître, sa première petite-fille. Maman avait assisté à l'échographie quelques mois auparavant et à l'annonce du sexe du bébé, elle était tellement émue d'avoir enfin sa petite-fille à elle.

Après l'accouchement, je lui ai téléphoné ; que d'émotions, de silences remplis d'amour mais également de tristesse, car elle et moi, nous savions que ses jours étaient maintenant comptés. Maman s'en allait, on ne pouvait rien y faire… ah ! Cette immobilité, cette incapacité à guérir, à soulager, à arrêter le temps.

Au téléphone, sa voix était si ténue que j'avais peine à l'entendre. Puis, papa a pris le combiné et m'a dit que c'était assez, que maman devait se reposer, et il a raccroché !

J'étais estomaquée ! Il filtrait les appels, les visites, le courrier, tout. Je me suis donc recroquevillée avec mon bébé dans mes bras et j'ai pleuré une bonne partie de la nuit, m'endormant parfois, mais me réveillant en panique, sentant qu'un malheur planait au-dessus de ma tête.

Émilie avait tout vécu dans mon ventre. J'étais tellement malheureuse de ne pas avoir eu une grossesse aussi merveilleuse et attentionnée, à me flatter la bedaine comme lorsque j'attendais Nicolas. Les conditions n'étaient pas les mêmes, il va sans dire. Je m'en voulais de lui avoir probablement transmis cette grande tristesse, ce vague à l'âme qui m'habitait beaucoup depuis les derniers mois, cette peine profonde qui déchire les entrailles, qui mouille les yeux, qui nous amène dans des lieux insoupçonnés.

Il m'arrivait souvent de refaire le monde, mon monde, à mon goût, sans cancer, sans maladie, sans peine, une petite vie tranquille à me bercer sur ma galerie… Et brusquement, je me réveillais et je me rendais douloureusement compte que jamais cette vie ne serait mienne, jamais.

Je regardais ce petit bout de nez, ces beaux yeux noirs, mon Émilie jolie, mon Émilie d'amour. Elle avait la peau très foncée, ma fille, avec les yeux et les cheveux noir corbeau, le petit nez retroussé, les belles joues bien rondes, bien dodues et un regard profond, un regard qui scrute, qui analyse, qui apprend, un regard inquisiteur. Où avait-elle atterri? Je l'ai aimée au tout premier contact, au premier regard. Un lien indéfinissable nous liait à jamais, cette enfant et moi. Cette enfant et moi, à jamais, nous saurions, parce que nous aurions vécu tout ça ensemble.

Maman fit un effort surhumain dès le lendemain de la naissance d'Émilie pour venir la voir à l'hôpital. Malheureusement, ma belle Émilie faisait une baisse de température et elle devait demeurer au chaud à la pouponnière. J'étais remplie de tristesse à la vue de cette Florence amaigrie, jaune, cernée, faible mais combien aimante, ma maman à moi qui était venue me voir et voir sa petite-fille chérie.

Le décès de maman

Perdre sa mère, alors que l'on vient de donner la vie à une petite fille, n'a aucun sens. Comme si la vie refusait ce merveilleux cadeau à Nancy. La vie, la mort, autant de force dans l'un comme dans l'autre, mais tellement de chagrin dans la différence.

Le dernier voyage de maman à Saint-Patrice fut pour venir prendre sa petite-fille dans ses bras dès ma sortie de l'hôpital. Elle est revenue parmi les siens pour leur dire au revoir. Quand elle a sonné à ma porte, en ce matin de mars frisquet, la femme qui se tenait devant moi n'avait rien à voir avec la fière et belle Florence Guay. La femme qui se tenait là avec peine, c'était ma mère, mais j'ai eu peine à la reconnaître. Je l'ai débarrassée de son manteau, je l'ai fait asseoir dans le salon et je lui ai apporté ma précieuse petite Émilie qui dormait paisiblement. La joie et l'amour pouvaient se lire sur le visage de maman alors qu'elle tendait les bras pour la blottir contre elle.

J'ai pris des photos de ce moment inoubliable, des photos que je ne regarde que très rarement tellement elles sont douloureuses à voir. Douloureuses, car je sais très bien que l'image qui y est imprimée, c'est celle d'une femme qui se meurt et qui ne le sait pas.

Ce matin-là, maman et papa arrivaient de Sainte-Marie où ils avaient été louer un appartement. «Un quoi?» m'écriai-je. «Un appartement, me dit-elle, près du CLSC pour avoir tous les services.»

Où donc était passé le bon sens de mes parents? Ma mère était jaune comme un citron; elle était si maigre qu'elle avait l'air d'un fantôme ambulant. Pourquoi étais-je la seule à voir que cela n'avait pas de sens?

J'étais vraiment désemparée. Justin, tante Gemma, tante Chouchounne, personne ne comprenait ce qui se passait. Nous étions le 20 ou le 22 mars. Le temps s'écoulait si vite, l'hiver finissait. On sentait le vent changer, le temps s'adoucissait. Mais dans mon cœur, l'hiver s'était installé.

Le 23 mars, je suis allée à Québec, à l'îlot St-Patrick, présenter ma fille Émilie à mes anciens compagnons et compagnes de travail. Les bureaux étant situés dans le même édifice où logeaient mes parents, et je suis passée leur rendre visite.

Maman dépérissait à vue d'œil. Elle a pris ma petite Émilie dans ses bras, quelques minutes à peine. Elle la trouvait lourde. Pourtant, le bébé ne pesait que 4,3 kilogrammes à cette époque. Je ne suis pas restée très longtemps, car papa gérait les allées et venues de tous et chacun. J'avais eu ma chance, c'était le temps de partir. Je suis descendue dans le sous-sol où ma voiture était garée, le cœur rempli de haine pour mon père, et de peine pour ma mère.

Je me souviens encore du trajet jusqu'à chez moi… Près de cinquante minutes de transport dans la neige, quarante minutes où j'ai pleuré et où je voyais à peine la route.

Le lendemain fut une journée charnière dans notre vie, mais surtout dans la vie de ma mère. J'ai été demandée à Québec par mes frères et mon père pour un conseil de famille, car ma mère avait demandé à être transférée à la Maison Michel-Sarrazin de Québec, en soins palliatifs. Elle souhaitait terminer ses jours entourée de tous les soins et de tout l'amour possible.

Une journée haute en émotions. Dès mon arrivée, je me suis heurtée aux ambulanciers qui installaient ma mère sur la civière ; elle tenait faiblement la main de mon frère Étienne qui semblait être maître de ses émotions, mais moi, je voyais bien qu'il arrivait difficilement à se contenir. C'était fébrile dans l'appartement ; papa courait dans tous les sens pour ne rien oublier avant de partir.

À la Maison Michel-Sarrazin, tout le personnel en place l'accueillirent et l'aidèrent à s'installer. On est venu nous voir, nous, les enfants et le conjoint, afin de nous offrir de l'aide. C'était tellement paisible, cet endroit. Tout était feutré, tapissé, assourdi. On se sentait bien dans sa chambre avec vue sur le fleuve gelé où on pouvait deviner quelques bourgeons prêts à éclore. Malgré le vent du nord en cette fin du mois de mars, la promesse d'un printemps plein de vie se faisait sentir, nous faisait du bien, nous réconfortait.

Maman avait tout ce dont elle avait besoin autour d'elle; elle était confortable et on soulageait ses douleurs sans aucun problème, à la demande. Elle s'endormait de plus en plus profondément.

Le cancer du sein métastatique qui a rejoint le foie a cette caractéristique d'endormir les gens, car ils s'empoisonnent lentement et deviennent léthargiques, sans souffrance, du moins nous a-t-on dit.

Autour d'elle, ses peintures préférées, sa musique classique, même son chapeau qu'elle avait acheté spécialement pour les noces de mon frère Jean-François prévues pour le 4 avril, chapeau que jamais elle ne porterait, et elle le savait. Auprès d'elle, papa, Jean-François, Étienne et moi, mais aussi ses frères et sœurs, beaux-frères et belles-sœurs, amis et amies précieux.

Cette journée fut interminable. Lorsque je suis revenue à la maison, auprès des miens, j'ai demandé à mon mari de m'amener hors de la maison, n'importe où; j'étouffais! Nous avions une motoneige et je n'avais pu en faire de l'hiver, car j'étais enceinte. Nous sommes donc partis faire une promenade. Nous avions une bonne gardienne et nous n'étions pas inquiets pour le bébé.

Sur le chemin du retour, Justin m'a offert de conduire la motoneige. J'ai conduit sur une bonne distance dans les champs enneigés; cependant, j'ai effectué une fausse manœuvre et la motoneige s'est retournée sur Justin et moi.

J'étais prise en dessous. Mon coude me faisait atrocement mal, c'était comme si je m'étais fortement cognée le coude et qu'un gros choc électrique avait parcouru tout mon bras. Ça m'élançait et la douleur s'installait. Nous sommes revenus à la maison; j'étais assise derrière Justin sur la motoneige, serrant les dents à chaque soubresaut de la machine tant la douleur était importante.

Une fois dans le garage, j'ai tenté d'enlever mon habit de neige. Peine perdue, le bras avait tellement enflé qu'on a dû retirer la manche en la virant à l'envers. L'évidence était là : je m'étais fracturé le bras. Après avoir avisé la petite gardienne qu'on devait aller à l'hôpital malgré l'heure tardive, une heure du matin, nous sommes partis pour Québec pour revenir, plusieurs heures plus tard, avec un plâtre et une attelle.

Je me souviens encore du regard de ma mère alors que je suis entrée dans sa chambre le lendemain matin. Elle m'a simplement dit : «Qu'est-ce que tu t'es encore fait?»

Tant de gens tenaient à accompagner maman jusqu'à son dernier souffle. Papa n'en pouvait plus et a demandé que seulement certaines personnes soient autorisées à venir la voir. Il y eut un tollé de protestations de la part de la famille, tant chez les Guay que chez les Lambert. Rien à faire, il avait utilisé son droit de veto. Il ne restait plus qu'à s'y conformer.

Je me suis même fait dire de ne venir que le vendredi et non le jeudi. Ma propre mère se mourait et on me dit de ne pas venir la voir ! Je suis donc restée chez nous ce jeudi, comme papa le voulait, mais contre mon gré. Je me suis couchée ce soir-là avec un goût amer et j'ai rêvé de maman toute la nuit, pour me réveiller en sueur au petit matin, au son du téléphone.

On me demandait de monter à Québec au plus vite, car maman nous quittait. Ma tante Monique, la sœur de papa, m'a offert de venir avec moi et on est vite partis pour la Maison Michel-Sarrazin. Mon frère Jean-François, venu à ma rencontre, m'a dit : « Dépêche-toi, Nancy, elle t'attend. » Maman respirait péniblement, elle entrait dans un profond coma.

Je me suis assise près d'elle en lui tenant la main tendrement, en lui murmurant les mots suivants : « Pars, maman d'amour, pars en paix et va rejoindre les tiens, va rejoindre Tantine et grand-papa Georges ; ils sont tous là pour t'accueillir, rien ne te retient plus ici, on te laisse aller, va vers la Lumière. » Elle cessa de respirer. Je pleurais en silence. Autour du lit, mon père, Étienne et Jean-François, ma tante Monique et tante Jeanne-Mance qui avaient passé la nuit avec elle, pleuraient aussi.

Le deuil

Malgré les années qui s'accumulent, Nancy n'a pas encore fait le deuil de sa mère. Mais fait-on un jour le deuil de celle qui nous a donné la vie ? Mère à son tour, elle ressent encore plus lourdement sa disparition. Pire encore, la même maladie la ronge.

« Je lui ai fermé les yeux. Mon ventre s'est rempli de feu. La rage, la peine et l'amour ont régné aux alentours… […] Cette nuit, la vie m'a repris la meilleure des amies. »

Cette chanson, interprétée par Annie Villeneuve, me crève le cœur à chaque écoute! Pourtant, c'est la chanson préférée de ma fille Émilie qui, lors du spectacle de son école à Saint-Patrice, l'a interprétée de telle façon que plusieurs sont partis se moucher dans la salle des toilettes. Je dois ajouter que la majorité de l'assistance me connaît et connaissait aussi ma mère; chacun sait de quel mal je souffre. Cette chanson, elle me l'avait dédiée avec son cœur et son âme. Elle a gagné le premier prix, j'étais tellement heureuse.

En fait, c'est exactement comme ça que ça s'est passé quand maman est morte. Je lui ai fermé les yeux, la tête me bourdonnait. J'ai cédé ma place aux autres, je me suis retirée près de la fenêtre qui donnait sur le fleuve. Mon besoin de l'eau, la source qui coule, revenait me chercher. On nous a alors demandé de quitter et d'aller prendre un café; les préposés allaient lui faire une beauté et nous la retrouverions bientôt dans la verrière de la Maison Michel-Sarrazin.

Cette verrière est magique, je vous le dis! C'est un espace si lumineux, aménagé de plantes exotiques qui sentent bon la vie; une fontaine laisse doucement écouler le temps qui passe. Maman reposait, et c'est le cas de le dire, dans son plus beau pyjama; elle était rayonnante, les cheveux coiffés, parfumée, poudrée.

Nous étions tous auprès d'elle en ce triste moment, sentant entre nous une synergie jamais atteinte autrefois.

Nous avons eu le privilège de pouvoir passer chacun un peu de temps seul avec elle. Je lui ai parlé de Nicolas et d'Émilie, de ma vie qui continuait, de mes peurs et de mes craintes, maintenant que j'étais orpheline de maman. De papa aussi, de ma crainte qu'il ambitionne sur moi, sur ses funérailles que j'aurais aimé diriger, mais que je n'étais pas capable de faire à cause de mon bras cassé. J'ai alors senti qu'elle me disait que c'était mieux comme ça et de laisser faire, laisser vivre, laisser le temps faire son travail, que tout irait bien. Je me suis retirée paisiblement, laissant la place à mon frère Jean-François.

Lorsque tous eurent l'occasion d'aller la rencontrer personnellement pour une dernière fois, les préposés ont demandé quelle maison funéraire viendrait la chercher.

Justin nous a dit : «Je vais m'en occuper.» Et il s'est dirigé vers le bureau d'admission. Il a dit qu'il était prêt à partir avec elle, qu'il avait une civière. Vous auriez dû voir la figure de la dame! Jamais il ne serait question qu'un membre de la famille parte avec un corps! Il fallait signer le formulaire de déclaration de la maison funéraire SP3, et tout autre document. Justin avait beau lui expliquer que nous avions une maison funéraire, il a fallu qu'il lui montre patte blanche en exhibant son numéro de membre de la Corporation des thanatologues du Québec et son numéro de permis de la Régie de la Santé et des Services sociaux. Finalement, elle accepta et tout fut fait en bonne et due forme. Nous en rions, maintenant. Mais avouez que c'est peu banal.

Papa et mes frères sont alors retournés à l'appartement alors que tante Monique et moi avons suivi Justin et le fourgon funéraire jusqu'à la maison funéraire. J'étais exténuée de tant d'émotions. Lorsqu'on a passé le vieux pont de Québec, on a ouvert la radio et la chanson qui jouait m'a marquée à jamais. C'était Céline Dion qui chantait «My Heart Will Go On», ce qui veut dire «Mon cœur continuera à battre.» J'ai écouté attentivement les paroles, moi qui parle couramment anglais, pour me rendre compte que c'était un message de maman pour moi, ou du moins je l'ai pris comme tel. Elle me disait de continuer et qu'à travers moi, son cœur battait encore à tout rompre. La vie… Elle m'avait donné la vie. À mon tour, je l'avais donnée deux fois. C'était ça, la magie. C'était ça, le message. Chaque fois que j'entends cette chanson, je pense à elle.

Non pas que je ne pense plus à elle autrement, mais disons que nous avons un lien, elle et moi, avec cette triste mélodie.

Les funérailles de maman

Le chagrin n'a pas de mot, il n'a que de la douleur.

De retour à la maison, je me suis occupée de mes deux amours quelques instants, mais pas assez longtemps à mon goût. J'aurais aimé me lover contre eux dans mon lit toute la journée, mais le devoir m'appelait. On avait un décès à exposer et je devais m'y rendre.

Je sais que la famille comprenait que je venais de perdre ma mère, mais eux aussi vivaient un deuil terrible. Je me devais d'être pour eux le support auquel ils s'attendaient et je n'ai absolument pas failli à la tâche. Beaucoup de gens avaient appris le décès de maman et venaient m'offrir leurs sympathies. Dans la soirée, je suis revenue chez moi où mes frères et mon père m'attendaient avec Justin et les enfants. Nous sommes descendus dans le salon funéraire pour choisir tous ensemble le cercueil de maman et finaliser les préparatifs de l'exposition et des funérailles.

Son cercueil était magnifique : en acier scellé, couleur bronze, avec des incrustations aux poignées en bronze ciselé, tel qu'une artiste de sa trempe méritait, une véritable œuvre d'art.

Nous avons décidé, malgré le fait qu'elle était très connue dans la région, de l'exposer au salon où elle a toujours vécu avec nous, au 444, rue Principale. Elle avait la robe qu'elle voulait porter au mariage de mon frère qui aurait lieu dans quelques jours et son magnifique chapeau violet ornait le coin gauche du cercueil. Au-dessus de ce dernier, trois gerbes de fleurs séchées : ses trois enfants. Sur le pied, une gigantesque gerbe de roses de la part de papa. Plusieurs autres bouquets de fleurs sont arrivés de parents et amis, et nous avions suggéré à la famille Guay de traduire leur peine en offrant deux immenses bouquets de plantes naturelles : des lys de la paix, que nous pourrions conserver par la suite en sa mémoire, car c'était vivant.

Nous étions le 29 mars et il pleuvait. Dehors, une ligne d'attente interminable allait jusqu'aux chutes de la rivière Beaurivage, longeant la boutique de forges, la maison de ma tante Françoise pour arriver dans le stationnement de la résidence funéraire.

Cette fois, ce fut Justin qui dirigea les funérailles, prenant la cérémonie et la réception qui suivait sous sa responsabilité, toute la responsabilité ; de toute manière, je n'étais pas en état de décider quoi que ce soit. Heureusement, je pouvais compter sur mon mari.

Dans le salon, une merveilleuse musique classique s'élevait, celle qu'elle aimait tant. Une chaleur incroyable toutefois, les gens s'entassaient et discutaient. La file s'allongeait ; les gens nous offraient leurs sympathies et nous les appréciions grandement. Une fatigue s'empara de moi à quelques reprises et je dus m'asseoir. Je prenais des médicaments pour apaiser la douleur de ma fracture et ça m'affectait énormément, en plus des nuits sans dormir avec bébé Émilie qui réclamait sa maman à grands cris.

Le matin du 30 mars, déluge. Les ponts de Sainte-Marie-de-Beauce et ceux de Vallée-Jonction étaient fermés à la circulation. Il pleuvait énormément et c'était le matin des funérailles. Justin veilla, avec notre équipe, à ce que tout se déroule parfaitement pour que je vive mon deuil avec ma famille. J'étais bien contente, car j'avais le cœur en lambeaux et le cerveau dans le coton. Mon frère Jean-François et Josiane partirent pour l'église afin de finaliser la musique, car ce serait eux qui joueraient et chanteraient. Je suis demeurée seule avec papa qui, bien que triste et fatigué de recevoir ces sympathies de gens bien intentionnés, tint sa place comme d'habitude.

Nicolas courait dans le salon funéraire. Émilie passait d'une paire de bras à une autre. On la trouvait belle, on trouvait Nicolas tellement éveillé. Je l'ai pris, je l'ai soulevé de mon bras gauche et je lui ai montré grand-maman, cette grand-maman qui l'a vu naître et qui l'aimait tellement. Il lui a touché la joue et lui a déposé un baiser sur sa joue avant d'aller jouer plus loin. La vie est si facile à dix-neuf mois.

Ma belle Émilie ne comprenait pas ce qui arrivait, elle paniquait et pleurait. Heureusement, Chouchounne s'en occupait. Ma petite retrouvait les bras réconfortants de sa tante, celle qui venait la laver chaque soir, celle qui la berçait et la chouchoutait tellement.

Cela me laissa du temps pour moi, pour dire adieu à ma mère, cette femme qui sut, malgré les nombreuses déceptions de sa vie, faire de moi la femme que je suis devenue. Je lui ai parlé de l'amour que je ressentais pour elle, je lui ai glissé un petit mot dans les mains et j'ai laissé la place aux autres, observant toutefois la scène attentivement.

Puis arriva le moment de fermer le cercueil. Tous se pressèrent autour de maman. Il faisait chaud, nous avions tous de la peine. Pourtant, je la laissai partir. Nous l'avons couverte, comme on le fait si souvent lors des funérailles ; nous l'avons bordée, nous lui avons souhaité bon voyage dans l'Au-delà et nous avons refermé le cercueil doucement, calmement, dans le plus grand des respects. Les gens sortirent, nous laissant en famille. Nous formions le cortège à l'extérieur et les porteurs attendirent leurs instructions.

Justin dirigea les funérailles.

En silence, nous suivions le cortège qui s'avança vers l'église de Saint-Patrice. Il pleuvait et il faisait froid, une température que maman détestait lorsqu'elle était obligée d'aller dans le cimetière placer la descente de cercueil et les tapis. Elle devait aider ma tante Gemma et Chouchounne souvent, car papa était malade. Elle nous avait envoyé une température telle que nous ne resterions pas longtemps à pleurer au cimetière.

L'entrée à l'église se fit en silence ; nous étions habitués au protocole funéraire, tout se déroula sans heurt. La famille de ma mère arrivait nombreuse et du côté de mon père, beaucoup de neveux et nièces se joignirent à nous afin de dire un dernier adieu à maman.

Mon frère Étienne lui rendit un vibrant hommage alors que Jean-François et Josiane nous offrirent une performance extraordinairement apaisante. Je remerciai les gens de leur présence ; j'avais peine à parler. Je réussis tout de même à terminer mon oraison funèbre. La signature des registres se déroula devant mes yeux, mais j'y prêtai à peine attention, étourdie par tant de douleur. Il restait à nous rendre au cimetière.

Le cortège se forma et tous suivirent le cercueil à l'extérieur. Nous arrivâmes au cimetière. On me prévint que la fosse était pleine d'eau, malgré les pompes qui avaient été installées. Il pleuvait tellement que plusieurs personnes préférèrent se rendre directement à la salle où aurait lieu le goûter qui suit les funérailles.

M. le curé fit une courte prière et se retira. Justin actionna le mécanisme qui fait descendre le cercueil en terre. J'imaginais ma mère dans son cercueil et je bénis le fait qu'il soit scellé contre l'eau et les intrus.

Justin me conduisit à l'auto. Nous étions trempés. Il me suggéra de nous rendre à la maison quelques minutes pour nous sécher et nous changer. Je le suivis comme une automate. Je comprends mieux maintenant les familles éplorées que j'ai si souvent accompagnées jusqu'au cimetière. Elles ont besoin d'être supportées et guidées, je m'en souviendrai plus tard.

Nous retournâmes à la salle multifonctionnelle. Nos parents et amis nous y attendaient et nous pouvions, enfin, nous reposer et parler tout à loisir avec ceux qui nous accompagnèrent jusqu'au bout.

La journée se termina enfin. Je retournai en hâte à la maison et avant de m'endormir, je me consolai en pensant qu'enfin, maman ne souffrait plus ; elle reposait maintenant au paradis.

Les après-funérailles de maman

Comme cela arrive fréquemment, un décès devient souvent la cause de frictions et de ruptures. La famille de Nancy n'échappa pas à cela.

C'est là que ça se gâte. Peu avant sa mort, j'ai eu une discussion plutôt désagréable avec maman alors qu'elle demeurait à l'Îlot Saint-Patrick. En effet, je lui disais que j'étais enceinte et que je ne voulais plus être son exécutrice testamentaire. Je lui ai demandé de me remplacer par Jean-François qui avait plus de liberté que moi. Avec un bébé à venir et un autre enfant de dix-neuf mois, j'avais déjà beaucoup à faire. De plus, j'avais pleinement confiance en Jean-François pour accomplir cette tâche ardue qu'est le règlement d'une succession.

Le travail avec la maison funéraire me demandait tout mon temps pour les familles endeuillées; la comptabilité informatisée que j'avais peine à maîtriser grugeait toutes mes énergies. Elle a accepté avec regret.

Peu après son décès, Jean-François, papa et Étienne allèrent chez le notaire pour la lecture du testament. Je n'y ai pas assisté. Je connaissais déjà le contenu de ce papier, car j'avais assisté mes parents lors de la rédaction. Peu importe, Jean-François a procédé à l'exécution des vœux de ma mère, je le sais, au meilleur de sa connaissance. Toutefois, cela a créé un très grand froid entre nous. Quand j'entends le « nous », c'est : papa, Étienne et Jean-François contre moi et Justin.

Je venais à peine d'accoucher, ma mère venait de mourir, et voilà que mon frère revendiquait plein de choses dont le set de cuisine antique dont je me servais tous les jours dans ma salle à manger et que maman, sur son lit de mort, m'avait donné verbalement... sans témoin. Voilà une erreur monumentale. Il est venu chercher les meubles, laissant un immense vide dans la maison.

Nicolas ne comprenait plus ce qui se passait; il était inquiet, trop de bouleversements en si peu de temps.

J'ai pris ma voiture et je suis montée à Sainte-Marie acheter un set de cuisine. J'ai dû m'endetter pour quelques années afin de le payer. J'avais pourtant vu si souvent de telles situations se produire : après les funérailles, fréquemment, la bisbille commence. Il me fallait rester forte et passer par-dessus tout ça.

Vous vous souvenez, je venais à peine d'acheter la maison funéraire en juillet 1997 et je me retrouvais toute fin seule à diriger le gros bateau qu'était cette entreprise. Justin faisait son possible pour être présent, mais il devait également travailler à Sainte-Marie plus de 45 heures par semaine. J'avais deux enfants aux couches à la maison.

Vous allez dire que j'étais née là-dedans et donc que je devais tout savoir. Mais non, détrompez-vous. D'accord, je savais où et quand et avec qui faire affaire ; j'avais la parole facile. Mais quand venaient les histoires d'argent, je passais vite le flambeau à Justin qui maniait de main de maître ces difficiles situations. Encore la comptabilité. Eh bien oui, j'en rêvais la nuit, j'en « cauche-mardais » plutôt.

J'étais tellement dans mon élément quand je rencontrais des familles éplo-rées. Je compatissais alors complètement à leur peine, je les comprenais. Je tentais de trouver la meilleure façon de les aider ; ensemble, nous réussissions toujours à créer les funérailles parfaites afin de rendre hommage à leur être cher.

Je plaçais ensuite le salon funéraire afin qu'il soit à l'image même des désirs des familles, que ce soit l'endroit où placer le cercueil, la façon d'agencer les fleurs que nous avions choisies ensemble au salon, les pancartes relatant la vie du défunt, la musique d'ambiance, etc.

J'allais même jusqu'à leur demander de m'apporter le parfum du défunt afin de lui en mettre, afin que ça sente lui, etc. Que d'idées j'ai eu, mais que d'énergie j'ai également mis dans ce que je croyais être ma maison funéraire. Le côté humain, voilà ce qu'était ma force.

Les temps étaient durs parfois lorsqu'aucun décès n'avait lieu. C'est un peu macabre de penser comme ça, n'est-ce pas ? Quand personne ne mourait, nous, on trouvait les fins de mois difficiles. Il fallait payer les comptes et l'entreprise funéraire que nous avions achetée de mes parents. Encore la comptabilité, vous allez me dire ? Je n'étais pas faite pour ça, moi. Quelquefois, les gens se disent : « J'aurais dû faire ceci, j'aurais dû faire cela. » Eh bien moi, je le proclame haut et fort : « Je n'aurais jamais dû m'occuper de chiffres, jamais ; c'est ça qui m'a rendue malade. » Mais ça, on le verra un peu plus tard.

La promesse

Nancy allait consciencieusement à ses rendez-vous médicaux, mais toujours avec angoisse ; c'est sans doute pour cela qu'elle aurait voulu oublier ces examens. Heureusement, sa tante Chouchounne lui avait fait promettre d'y aller quoi qu'il arrive.

SI JE SUIS TOUJOURS VIVANTE, C'EST GRÂCE À MA TANTE CHOUCHOUNNE. Cette femme si généreuse a remplacé à la fois ma grand-mère et ma mère dans mon cœur. Comme elle tremblait à l'idée de me voir confrontée au même destin que ma maman et plusieurs de mes tantes, Chouchounne m'a alors fait jurer d'aller passer ma mammographie annuellement. J'ai dit oui, mais je l'avoue, sans grande conviction. J'y allais chaque année depuis l'âge de 25 ans ; et chaque année, les résultats s'avéraient négatifs. Ça m'agaçait de perdre du temps si précieux pour aller me faire comprimer les seins dans un étau et me faire dire ensuite que tout était normal. À cette époque, j'avais beaucoup à faire avec le salon funéraire, mon second travail, les enfants, ma maison. Mes grossesses rapprochées, la mort de maman, le cancer de papa et la bisbille familiale m'avaient littéralement épuisée.

Quand le *burnout* s'est installé, personne n'y a fait attention dans mon entourage. La maladie de l'âme, la fatigue intense, le chagrin vécu de l'intérieur sont devenus un terrain fertile, mais invisible aux yeux des autres. On me disait : « Ça va passer, lance-toi dans le travail, tu verras, tu n'auras pas le temps de penser. » Et d'autres âneries de ce genre.

Une fois la mammographie passée, en février 2006, je suis revenue à la maison en pensant à tout ce que ces quelques heures avaient grugé sur mon précieux temps. Sur mon téléphone, ma boîte vocale clignotait. J'avais un message de la clinique du cancer du sein, et je devais y retourner de toute urgence.

Vivre avec la maladie

On dirait que la vie a fait en sorte que Nancy côtoie la douleur, la maladie et la mort de manière à apprendre ce qu'elle aurait à vivre quelques années plus tard.

D'aussi loin que m'amène ma mémoire, la maladie a toujours fait partie de ma vie. Il faut dire que dans ma famille, je voyais la maladie partout ou presque.

Ma grand-mère maternelle, Lucy, était une femme très malade, ayant été opérée à l'âge de 40 ans pour une hernie et une appendicite. On lui a même installé un grillage dans l'abdomen pour tenir l'intérieur à sa place ; donc, elle ne pouvait plus forcer pour rien. Toutefois, chaque matin que le bon Dieu lui donnait, disait-elle, elle remerciait le ciel ; elle se levait et prenait soin de tous et chacun dans sa maisonnée.

Mon grand-père maternel, quant à lui, souffrait de diabète de vieillesse ; donc, ça le limitait beaucoup dans ses déplacements. Il était insulinodépendant et devait se piquer plusieurs fois par jour. C'est avec amour et tendresse que tous et chacun de la grande famille prenaient soin de lui.

Tante Chouchounne était également touchée par cette maladie qui, jusqu'à la toute fin de sa vie, l'obligera à faire des choix alimentaires bien spécifiques et souvent désagréables. En effet, elle avait un gros surplus de poids et allait de régimes en régimes. Rien ne fonctionnait bien longtemps et jusqu'à la fin de ses jours, elle sera une personne obèse ayant des problèmes de jambes importants.

Pour moi, être malade, c'était presque normal, quoi ! Il était quasi quotidien de voir arriver ma tante Georgette, la sœur de mon père, une grande malade elle aussi, pour le café d'après-midi chez grand-mère. Combien de fois l'ai-je vue intubée, le cou pris dans un carcan suite à un gros accident d'auto, avec des plaies que ma tante Chouchounne, l'infirmière « non officielle » de la famille, s'affairait à changer dans la chambre des grands-parents? Pour moi, la maladie avait aussi une odeur, une odeur de camphre, une odeur d'iode, une odeur d'hôpital, même à la maison.

De même, il m'arrivait également très souvent de rencontrer des gens malades qui venaient prendre des préarrangements funéraires avec mon papa et mon grand-papa. Ils étaient très souffrants, se savaient condamnés la plupart du temps, mais savaient arranger les choses pour leur grand départ imminent. Ces gens étaient pour la plupart positifs, contrairement à ce qu'on pourrait penser. La mort venait souvent les chercher, et j'en étais témoin, quelques semaines après leur passage à la maison. Pour moi, c'était normal, c'était la vie; il n'y avait rien à redire.

Contrairement aux autres enfants de mon entourage, pour moi, maladie ne voulait pas nécessairement dire mort imminente. J'avais acquis, même à un très jeune âge, l'aptitude à faire la différence entre maladie et mortalité, et cela me fut d'un grand secours tout au long de ma vie.

Ma grand-mère est décédée en 1979 d'une longue maladie pulmonaire; puis un jour de juin, en 1983, ce fut au tour de mon grand-père Lambert de nous quitter à l'âge vénérable de 85 ans. Il s'est éteint dans la dignité, dans son lit, chez lui.

Plus tard, quand j'ai eu la chance d'acheter la maison familiale, c'est à lui que j'ai pensé, à son rêve, à ce qu'il avait bâti. Lorsque je suis entrée dans sa chambre, qui est devenue la mienne aujourd'hui, une grande paix m'a alors habitée. Je n'ai jamais eu peur de dormir seule dans cette chambre, même s'il y est décédé.

Je n'ai pas peur de mourir, je n'ai peur que de la souffrance qui, habituellement, précède la mort. J'étais toutefois loin de me douter que la souffrance, j'allais en être témoin pendant de longues années à partir de 1984.

Comme je vous l'ai déjà raconté, maman est décédée de son cancer du sein. Ma mère et moi étions les meilleures amies du monde. Je lui disais tout; elle m'écoutait avec amour et patience. Elle me confiait également des petits secrets, comme lorsqu'elle avait palpé une petite bosse dans son sein droit, rien de bien alarmant. Elle irait consulter, disait-elle, ce qu'elle fit le plus tôt possible au centre des maladies du sein de l'hôpital du Saint-Sacrement.

Nous avons passé de très belles fêtes. Maman avait le don magique de ne rien laisser paraître de ses inquiétudes. Toutefois, le couperet s'est abattu sur notre famille dès le début de la nouvelle année. Diagnostic : cancer du sein avancé. Maman le savait depuis quelques semaines et je la voyais souvent pleurer lorsqu'elle se croyait seule. Je n'osais pas lui en demander la raison, je craignais que ce soit à cause de papa, même si j'étais persuadée que mes parents s'entendaient à merveille. En fait, je n'ai jamais entendu mes parents se chicaner.

Ma mère fut donc hospitalisée et on lui fit l'ablation d'une partie de son sein droit. Elle reçut par la suite vingt-cinq traitements de radiothérapie ainsi qu'un implant de cobalt dans le sein, en plus des médicaments oraux; de plus, les médecins la suivirent très attentivement.

J'avais 16 ans, mon frère Jean-François en avait 12 et Étienne, le petit bébé, 5. Papa se désespérait de voir sa femme si belle être atteinte de ce mal. Elle est la première de la famille à vivre officiellement avec le cancer. Un peu plus tard, plusieurs de ses frères et sœurs auront un cancer hormonodépendant comme le sien.

Mars 1985, mon père, se plaignant de maux de ventre et de souffle court, consulta à son tour. Encore une fois, le drame s'abat sur notre famille : papa est atteint du cancer du rein et c'est grave. En mai, on hospitalisa papa et il passa par la salle d'opération. On ne savait rien; on n'osait pas les déranger, nous, les enfants. Il vivait, mais pas pour longtemps, nous disait-on. Son espérance de vie, tout comme celle de maman, était d'au plus six mois. On lui avait extrait 10 kilogrammes de masse cancéreuse, ainsi que le rein droit. Les chirurgiens croyaient avoir tout enlevé lors de cette opération d'urgence.

La vie à la maison devenait insoutenable, je n'avais plus de parents. Lorsque nous partions pour l'école, Jean-François et moi nous assurions qu'Étienne apportait tout ce qu'il fallait pour la maternelle. Nous quittions pour toute la journée, mais étions toujours rassurés de savoir que Chouchounne veillait sur nous. À notre retour de l'école, souvent, un de nos parents se trouvait à l'hôpital ou chez le médecin; des gens entraient et sortaient de la maison, des parents, des amis. Tous étaient inquiets. Encore une fois, le conseil de famille se réunissait. Pendant ce temps, nous faisions ce que nous pouvions à travers nos propres histoires d'adolescents, nos devoirs, nos leçons; nous étions en fin d'année scolaire, j'étais en amour, je tentais de respirer à travers ce respirateur artificiel.

Combien de fois ai-je vu les frères et les sœurs de mes parents, pris au dépourvu devant la gravité de la situation, manquer de tact devant eux. Les gens souhaitaient bien faire, il va de soi. Ils chuchotaient, ils élaboraient des scénarios macabres : « Ça a l'air qu'il leur en reste pas bien longtemps à vivre ; c'est donc pas drôle pour les enfants, que vont-ils devenir ? Ils vont sûrement être pris par leur tante Françoise, faudrait pas les déraciner », etc. Heureusement, certains savaient comment s'y prendre et c'était très rassurant pour moi et pour ma famille.

Finalement, le téléphone est demeuré le meilleur moyen pour nos connaissances de prendre des nouvelles de mes parents. Une courte visite aussi a eu des effets très bénéfiques sur leur moral et sur le nôtre. Je suis allée passer des vacances avec mes frères chez mes oncles et tantes pendant que mes parents profitaient d'un répit. Mes tantes ont souvent accompagné maman et papa à l'hôpital, ce qui était formidable, car nous n'avions pas encore nos permis de conduire.

Lorsque ça allait mal, je voyais maman prendre son chevalet et ses pinceaux pour aller peindre seule, dans l'atelier. Quant à papa, nous le voyions descendre chez sa sœur prendre un café ou aller à la boutique de forge de mon grand-père. Je savais qu'ils avaient besoin de solitude. Je respectais beaucoup ces moments-là.

Maman a été chanceuse d'avoir sa mère et ses sœurs pour l'appuyer. Elles se faisaient des soirées de filles où l'émotivité, les larmes, les sourires, les fous rires, les bons souvenirs étaient présents. Maman n'était pas tout le temps abattue ; elle n'était pas toujours alitée, mon père non plus. Ils étaient dignes, ils étaient courageux ; et pour nous, les enfants, c'était essentiel. C'est donc mon héritage. Je les ai vus se battre contre le dragon, avec toutes les forces et les espoirs qui les portaient. Je sais qu'aujourd'hui, moi aussi je sais me battre, grâce à eux.

Accident révélateur

Un accident stupide, mais qui s'avérera crucial pour la suite des choses. Rien n'arrive pour rien et si cela n'était pas arrivé, Nancy aurait appris beaucoup plus tard que des métastases avaient envahi ses os.

129

À cause de mon cancer, notre rythme de vie avait beaucoup changé. Justin et moi étions bien installés à Sainte-Marie, mais nous avons décidé d'aller vivre à Saint-Patrice. J'avais acheté la maison de mes grands-parents et cette maison qui avait aussi appartenu à ma chère tante Chouchounne allait maintenant devenir la mienne. Évidemment, tout ou presque était à refaire pour la rendre conforme à nos goûts. Nous partagions notre temps entre les deux endroits et il n'était pas toujours facile de tout garder à l'ordre.

Un jour d'avril, le premier en particulier, une visite s'annonça pour la vente de notre résidence à Sainte-Marie et c'était le bordel dans la maison. En passant la balayeuse, j'ai fait un faux mouvement. Résultat : une double hernie discale au bas du dos, en D5 et L1.

Après la visite, j'ai installé les enfants dans la voiture et je suis descendue à Saint-Patrice. Je ne sais pas comment j'ai pu conduire, mais j'y suis arrivée.

À Saint-Patrice, Justin et son père rénovaient la maison. J'étais fatiguée. J'ai préparé le souper et je suis montée me coucher peu après 18 h 00. Je n'ai pas pu me relever. Vers 5 h 00 du matin, j'ai eu envie d'aller à la toilette. Impossible de bouger mes jambes. Je ne sentais plus mes orteils, la douleur était atroce ; j'emploie ce qualificatif, mais je crois qu'il n'en existe pas de suffisamment fort pour décrire cette douleur.

J'ai souffert dans ma vie, mais rarement à ce point. Justin a tenté de m'aider à me lever à trois reprises. Je hurlais. La douleur irradiait, j'avais l'impression d'avoir une hache plantée dans le dos! Justin partit en vitesse frapper à la porte du médecin près de chez nous. Il n'y avait personne. Il est revenu et a appelé le 911. Les ambulanciers sont arrivés et m'ont transférée sur la civière. Ce fut un moment de douleur qui mène à la folie. J'ai cru perdre la tête. Lorsqu'ils ont dû me descendre dans l'escalier, quatorze marches en pente, j'ai pensé mourir. Maintenant, je sais que la douleur ne tue pas, sinon je serais morte ce soir-là !

Je voulais absolument aller à l'hôpital du Saint-Sacrement, car mon dossier est là-bas ; à l'hôpital, les médecins ont voulu me faire une radiographie du dos alors que Justin attendait à l'extérieur de la salle de traitement. Les techniciens ont tenté de me glisser sur la plaque froide de la machine et lorsqu'ils ont voulu me tourner, j'ai hurlé, mais hurlé comme une bête blessée.

Justin est entré dans la salle et a dit que c'était assez, de me laisser tranquille. Ils m'ont ramenée à l'urgence et j'y ai passé trois jours, trois jours à recevoir de la morphine par injection qui ne soulageait ab-so-lu-ment pas mes douleurs. Puis, un ange est passé. Un neurologue de l'hôpital de l'Enfant-Jésus, qui faisait sa tournée obligatoire des patients des autres établissements, m'a prise sous son aile et m'a dit : « Courage, ma belle, je t'amène à l'hôpital de l'Enfant-Jésus en neurologie avec moi et ça va bien aller. »

Encore une fois, j'ai été trimballée en ambulance et amenée en neurologie où, enfin, ils purent me soulager grâce à des médicaments spécialement formulés pour une telle douleur, par injection, donc directement dans mon corps.

Je suis demeurée hospitalisée onze jours. J'ai passé une multitude de tests, dont une scintigraphie osseuse qui montra que j'avais des métastases dans les os du dos et du crâne.

Ce fut le début d'une prise de conscience : je n'étais pas en rémission, ça continuait de me ronger, ce sale cancer…

Les retrouvailles avec Marie Bilodeau

Nous habitions toutes les deux à Sainte-Marie-de-Beauce, dans le même secteur de la ville : elle sur la rue Turcotte et moi sur la rue Jordan, et nous avions souvent le temps de nous voir pour un bon café.

Je suis tombée malade et elle a pris une année sabbatique en enseignement au secondaire. Elle voulait retrouver la forme et moi aussi. Tous les matins de la semaine, elle venait me chercher, et toutes les deux, nous allions nous entraîner au gym sur la rue Notre-Dame pour en suer un bon coup. Il faut dire que j'avais à peine terminé mes traitements de radiothérapie en 2006, et nous étions en janvier 2007.

J'étais plus ou moins en forme et je désirais laisser derrière moi le cancer, la maladie et les courbatures pour retrouver la splendide forme que j'avais un an plus tôt. J'ai eu tellement de plaisir à profiter, chaque matin, de ce temps précieux passé avec elle. Chacune sur notre tapis roulant, nous évoquions de vieux souvenirs, malgré notre jeune âge. Nous avons ri, nous sommes parfois demeurées silencieuses, chacune réfléchissant à son propre passé. Ces moments, je les chéris dans mon cœur comme du bonbon, comme de la barbe à papa rose, comme un moment d'éternité.

Merci, Marie, d'avoir instinctivement trouvé le moment propice pour me redonner la joie de vivre et l'étincelle qui fait briller mes yeux lorsque je suis pleinement heureuse.

J'ai dû arrêter l'entraînement le 1er avril 2007 alors que je me suis blessée en passant la balayeuse et que j'ai été hospitalisée pour deux hernies discales profondes.

J'ai revu Marie à quelques occasions lors de ventes de garage au village de Saint-Patrice, où elle aidait sa mère et partageait un bon moment en famille. Elle est aussi venue, à ma demande, témoigner de nos souvenirs d'enfance tout en sirotant un bon café. Lorsque j'étais en Irlande, j'ai eu une pensée particulière pour Marie et je dois avouer que c'est à elle, en tout premier lieu, que j'ai envoyé une carte postale, car c'est d'abord à elle que j'avais confié mon rêve d'aller en Irlande. Ce rêve, je lui en parlais déjà alors que nous n'allions même pas encore à l'école.

La Vie versus la Mort

Peut-on appeler cela faire un choix ? Est-ce que l'on choisit vraiment d'avoir le cancer ?

QUAND ON A UN PIED DANS LA TOMBE, la grande question est de savoir où l'on mettra le deuxième.

En novembre 2005, un état de profonde dépression, causé par le surplus de travail que me demandaient la maison funéraire et la trop grande responsabilité que je m'étais moi-même imputée, a préparé une terre bien fertile et bien accueillante pour le cancer.

Tout était là pour que cette bête s'installe bien confortablement et y demeure. Maintenant, ce cancer m'oblige à décider où je vais mettre l'autre pied : sur la terre ferme, en me battant de toutes mes forces, ou bien dans la tombe, et là, je me laisse aller et je subis les événements. Ce n'est pas compliqué, pendant ce temps où on ne sait pas trop comment ça va finir, j'étais assaillie par d'étranges émotions. Je doutais, je flottais au gré du vent, autant heureuse qu'horrifiée par ce qui se passait.

En fait, j'avais vraiment très peur de mourir, mais en même temps, j'étais « contente » qu'enfin, ma souffrance soit reconnue et entendue.

Ma dépression a débuté l'automne précédent ; tous me disaient de me botter le derrière et d'avancer, que ça s'arrangerait… J'avais envie de crier, un cri de mort qui me bloquait la gorge. Un jour, j'ai pris un coussin, je suis sortie sur le patio et j'ai crié de toutes mes forces, à en pleurer, à en manquer de souffle. J'ai crié ma peine, ma colère, ma rage, mon incompréhension, ma peur. Même si j'avais vraiment envie d'en finir avec cette vie, d'un autre côté, la vie me tirait de ce côté-ci. J'avais des projets, j'étais heureuse en famille, j'aimais mes enfants plus que tout au monde. Tout le monde autour de moi, moi y compris, voyait dans ma maladie une condamnation à mort, car j'avais le CANCER.

Je palpais ce sein gauche qui, m'avait-on dit, était plein de métastases. J'avais le sein rempli de cancer. Je détestais ce sein et je me suis mise à vouloir qu'il disparaisse. J'avais hâte au 24 avril 2006. J'avais hâte qu'on en finisse, car j'étais persuadée qu'après l'ablation, tout irait pour le mieux. Malgré la chimio et la radio, je n'y pensais pas trop, parce que je voulais affronter la bête un jour à la fois. Je crois que c'est à ce moment-là que j'ai pris conscience de la chance que j'avais de vivre ma vie, que j'avais plein de belles choses autour de moi, et des gens très aimants, sincères et intéressés à moi. J'ai décidé de vivre le moment présent. Tout était maintenant prétexte à m'arrêter.

C'est en tentant de répondre à ma fille de 7 ans, Rébéka, que j'ai dû moi-même trouver une réponse : «Maman, est-ce que moi aussi, je vais mourir du cancer quand je vais être grande? Comme grand-maman Florence et toi?»

Mon historique familial est effrayant quand on parle du cancer. Mon arrière-grand-mère maternelle avait eu le cancer du sein, lequel n'était pas traité à cette époque. Son sein coulait noir, comme on disait. Elle en est décédée. Ma mère avait eu un diagnostic de cancer du sein à l'âge de 41 ans et en était décédée à 56 ans. J'avais 37 ans et moi aussi, j'avais le cancer du sein. Je me suis donc crue née sous une mauvaise étoile. Je croyais fermement que ce cancer était héréditaire.

Plusieurs membres de ma famille maternelle ont fait partie d'une recherche à l'Université Laval sur un gène qui serait responsable des vrais cancers héréditaires, et aucun n'était porteur. J'ai fait partie de cette étude. Nous avions un excellent échantillon pour déceler les gènes déficients. Mais j'avais encore ma petite fille qui me posait la question. Je lui ai répondu que puisqu'il y avait autant de personnes atteintes du cancer dans notre famille, guérir pour moi, c'était trouver une porte de sortie. J'avais donc un but désormais : trouver cette porte.

C'est fou aussi comme les petites peurs de la vie deviennent soudainement futiles. Depuis que j'ai eu ce diagnostic qui fait réellement peur, j'ai pas mal moins peur de ce que les autres vont dire de mon allure, de moi. C'est comme si seuls les grands projets avaient maintenant de l'importance. J'ai alors eu tendance à ne plus m'occuper de moi, à ne plus m'habiller le matin, à ne plus me maquiller ni me coiffer. Il a fallu que mon chum me le fasse remarquer, car j'avais mis une croix sur tout ce qui n'était pas vital à mes yeux.

Quelques jours avant la date de mon opération, tout le monde était fébrile dans la maison. Je remplissais mes valises et mes enfants tournaient autour de moi comme des mouches. «Maman, quand vas-tu revenir? Vas-tu avoir des gros pansements? Est-ce qu'ils vont t'enlever tout le sein? Est-ce que tu vas avoir beaucoup de mal? On ne veut pas que tu partes, maman, on a peur que tu souffres. Est-ce qu'on va pouvoir aller te voir à l'hôpital?» J'avais le cœur en lambeaux, j'allais à la salle de bains pour pleurer.

Nous nous sommes donc présentés à l'hôpital dès 6 h 30 le matin. J'ai été opérée en avant-midi. J'ai eu tellement peur dans le corridor qui mène à la salle d'opération. Je crois savoir ce que ressent une bête qui monte à l'abattoir.

Je me suis réveillée dans ma chambre, Justin à mes côtés et les infirmières qui s'affairaient autour de moi. Puis, la Dre Provencher est venue me voir pour me dire qu'ils avaient tout enlevé, le sein gauche et les ganglions sous l'aisselle. Comme prévu, ça n'avait pas l'air très beau. Elle me conseilla de ne pas trop m'en faire, qu'elle aurait les résultats de la pathologie très rapidement et qu'elle aviserait en temps et lieu.

J'avais mal au cœur, j'avais envie de vomir ma vie, ma douleur, ma peine, mon sein. Je me suis réveillée en soirée et ça sentait les fraises. Mon père était à mes côtés et m'avait apporté un plat plein de fruits frais et de fromages. Quelle délicatesse! J'étais très surprise de le voir, mais en même temps, je me sentais tellement rassurée d'avoir mon papa auprès de moi. Malgré nos divergences d'opinion, malgré nos disputes, notre lien filial s'avérait le plus fort. Papa s'inquiétait, ça se voyait. Il revivait la maladie de maman, son opération et tout ce qui s'ensuivit. Il était triste de m'avoir transmis «le cancer en héritage».

Le lendemain de mon opération, alors que l'infirmière effleurait mon pansement sans le défaire, je sursautai. Sur ces entrefaites, la Dre Provencher entra; elle dit à l'infirmière d'enlever mon pansement, que ce n'était pas normal que ça me fasse aussi mal. Le médecin me fit prendre une grande respiration; j'avais un œdème et il fallait le faire passer. J'ai vu des étoiles, je vous le jure. J'ai failli perdre connaissance, mais le caillot sanguin a passé comme le médecin le voulait. Heureusement, sinon j'étais bonne pour retourner sur la table d'opération en urgence, paraît-il.

Mes enfants sont également venus passer une soirée avec moi. On a regardé un film sur l'ordinateur portable. Ils avaient plein de questions, j'avais toutes les réponses. Vous auriez dû voir leurs yeux inquiets, leur visage pâle, leur peine cachée, camouflée derrière des sourires pour ne pas m'inquiéter. En ce qui me concerne, je suis certaine que de ne pas leur avoir caché mon état et de les avoir amenés à l'hôpital a été salutaire pour eux.

Beaucoup d'amis sont venus me visiter à l'hôpital, j'ai reçu des appels téléphoniques et de belles pensées. Je suis sortie confiante deux jours après l'opération, confiante de m'en sortir, confiante en mes forces et en la vie.

Vous savez, il y a plusieurs façons d'aider. Nicole, ma belle-mère, a été extraordinaire. Elle est venue nous donner un coup de main pendant une semaine à la maison. Ce fut extraordinaire, car j'ai pu penser à moi, seulement à moi, à guérir, à pratiquer mes exercices afin de recouvrer toute la flexibilité et la dextérité de mon bras gauche, à dormir, à recevoir de la visite, sans me soucier du ménage ou de la cuisine.

Merci, Nicole, pour ton aide si précieuse.

Justin voyait à tout, de l'épicerie jusqu'aux devoirs et aux leçons des enfants; il travaillait à Sainte-Marie, mais prenait le temps de venir dîner à la maison, pour voir comment j'allais. J'ai la chance d'avoir un homme extraordinaire à mes côtés.

L'infirmière du CLSC passait chaque jour pour vérifier mes pansements et les changer au besoin. J'avais deux drains dans ma cicatrice et je devais souvent vider les réceptacles du liquide accumulé, presque à toutes les heures au début, et ça s'espaça par la suite. Puis vint la solitude, comme lorsqu'un deuil arrive. La première semaine, tous se ruent pour t'aider et te parler, et puis le temps passe, les semaines passent… À la troisième semaine, on est souvent seul.

J'ai vécu cette étape, mais je peux affirmer que deux de mes amies sont venues à ma rescousse à temps : Anick et Annie. Elles me concoctaient de succulents repas et me les apportaient, l'une après l'autre. J'avais toujours quelque chose de bon à me mettre sous la dent ; et quand les enfants arrivaient de l'école, grâce à elles, mes repas étaient tous prêts. Merci, les filles.

J'avais tellement de questions et si peu de réponses. Mais j'en ai trouvé, à force de chercher et de lire sur Internet. Je savais déjà que les trois principaux traitements du cancer sont la chirurgie, la radiothérapie et la chimiothérapie. On peut aussi recourir à d'autres types de traitements comme l'hormonothérapie, la thérapie biologique et la greffe de cellules souches dans certains cas et pour certains types de cancers.

Les traitements sont administrés par des oncologues ; certains se spécialisent en chirurgie, d'autres en radiothérapie. Ces médecins consultent leurs patients afin de déterminer un plan de traitement. On établit, pour chaque personne atteinte de cancer, un plan de traitement individuel prenant en considération le type de cancer.

Peu importe le traitement, généralement, certains effets secondaires se produisent.

Je ne savais pas vraiment à quoi m'en tenir, car maman avait eu de la chimiothérapie uniquement. J'allais perdre ma belle chevelure très abondante et ça me peinait ; heureusement, la Fondation québécoise du cancer prête des perruques pour la modique somme de 25 $ pour tout le temps que j'en aurais besoin.

Maman m'avait déjà expliqué à quel point c'était traumatisant de voir ses cheveux éparpillés sur son oreiller le matin en se levant. Je ne voulais pas vivre ça, non, jamais. J'ai donc, encore une fois, pris les grands moyens. J'ai appelé ma coiffeuse et j'ai pris un rendez-vous deux semaines après mon premier traitement afin qu'elle me rase complètement la tête.

Souvent, les gens ne comprenaient pas pourquoi j'avais fait ça. Lors du traitement de chimiothérapie, plusieurs personnes décident d'opter pour le port d'un espèce de casque de football rempli de glace, ce qui, paraît-il, retarderait la chute des cheveux. J'ai posé la question à plusieurs infirmières et médecins. Tous m'ont répondu qu'à un moment ou un autre, la perte des cheveux est inévitable. Alors, pourquoi me geler le cerveau inutilement, endurer ce froid intense et devoir rester plus de deux heures après la fin du traitement ?

Un mois après mon opération commencèrent les traitements de chimiothérapie. Comme j'étais atteinte d'un cancer très virulent, de stade III sur IV, j'ai eu droit au protocole TAC, c'est-à-dire un traitement extrêmement puissant, le plus fort qu'ils pouvaient offrir. Il fallait agir vite et fortement.

Ainsi, le 29 mai 2006, soit plus d'un mois après ma chirurgie du sein, j'étais prête à subir ma première injection de chimiothérapie. Je savais que je serais malade et que je n'aurais plus d'énergie. Mais qu'à cela ne tienne, j'avais fait la liste des pour et des contre, et le positif l'emportait et de loin. Je pense qu'à ce moment-là, j'ai compris que je devais renforcer mon réseau, tant familial, amical que médical. Je devais laisser les gens autour de moi pleurer avec moi, rire avec moi, apprendre avec moi. Des choses à apprendre, il y en avait tellement, mais vous n'en avez aucune idée. Je traînais mon portable partout, je lisais tout ce qui me tombait sous la main. Il y a du bon et du moins bon sur Internet et je devais être prudente. J'ai pris énormément de notes, j'ai préparé mes questions et quand je rencontrais mon oncologue, la Dre Provencher, j'arrivais toujours avec des sujets et des questions pertinentes. Mais malgré toutes mes craintes, je n'ai pas osé lui demander combien de temps il me restait à vivre ; ce n'était que partie remise.

Tante Jeanne-Mance me proposa de joindre les rangs du groupe « Bonjour la vie » de Sainte-Marie-de-Beauce. Ce regroupement est destiné spécifiquement pour aider, écouter et entourer les personnes vivant un cancer. J'y suis allée. Je sortais à peine de l'hôpital, j'avais encore mes drains et mes pansements. J'y fus accueillie comme une amie et plusieurs survivantes présentes faisaient partie de mes connaissances. Avec elles, j'ai pu bien m'informer sur ce qui m'attendait.

Je me suis donc présentée au poste d'accueil du 3ᵉ étage de l'hôpital du Saint-Sacrement, là même où j'avais passé tous mes examens et vu mon oncologue plusieurs fois. Mais cette fois-ci, dans le haut-parleur, ce serait mon nom qu'ils appelleraient.

« Nancy Lambert, présentez-vous en salle de traitement. »

Les traitements !

Ce qui fait le plus peur aux néophytes dont je suis, ce sont les traitements autant de chimiothérapie que de radiothérapie. Tout ce poison nécessaire pour combattre la maladie, tous ces bombardements de rayons nocifs mais si utiles nous jettent en pleine guerre… nucléaire.

«NANCY LAMBERT, PRÉSENTEZ-VOUS EN SALLE DE TRAITEMENT» répéta la voix dans le haut-parleur. Justin était avec moi, je me rongeais les ongles au sang ; j'avais blêmi, je crois, car tous ceux qui attendaient avec moi, dans la minuscule salle d'attente surchauffée et d'une couleur vert malade, me regardèrent d'un air désolé. J'ai vu la pitié dans leurs yeux, j'entendais leur petite voix intérieure dire : «Pauvre petite, si jeune et si belle, pauvre petite. Pauvre petite, probablement une jeune maman. Pauvre petite.» Ça trottait dans ma tête comme une litanie.

Je me suis levée, décidée à passer outre ces pensées sombres : j'allais m'en sortir, MOI, vous allez voir ! Regardez-moi bien aller, vous ne connaissez pas Nancy Lambert, vous autres, c'est pour ça que vous avez pitié de moi. Si vous saviez que même si je suis malade, bien, à tous les soirs ou presque, je vais à Saint-Patrice avec Justin et les enfants et on fait de la rénovation. Eh oui, on rénove une maison ancestrale de plus de 170 ans ; je suis là, malgré mon sein qui manque, malgré ma difficulté à me servir de mon bras gauche. Oui, je ramasse les petits morceaux de bois par terre, j'assiste mon chum pendant qu'il est sous la petite cuisine d'été en train de couler des colonnes de béton et qu'il fait plus de 32° Celsius. Même le soir, je suis là ; je ne lâche pas, je suis vivante.

Justin m'a suivie, aussi désemparé que moi ; me tenant par les épaules, nous avons traversé le petit couloir qui tourne vers la droite. Nous sommes passés devant la réception où la gentille cousine de Justin travaille, celle-ci nous aidant toujours lorsque nous avons des problèmes, puis devant l'immense salle d'attente remplie à sa pleine capacité.

Une infirmière était là, dans l'embrasure de la porte, souriante, affable, avec mon dossier dans les mains. « Madame Lambert ? » J'ai eu peine à répondre, Justin l'a fait pour moi. Elle m'a tout de suite dit : « Bienvenue. Venez, nous vous avons gardé une belle place dans un lit pour la première fois ; les autres fois, vous aurez un fauteuil, mais aujourd'hui, on veut que tout se passe bien. » Ouais… que tout se passe bien. Qu'est-ce que c'est que ce local ?

Il y avait plein de personnes en traitement ; plusieurs n'avaient plus de cheveux et d'autres arboraient ce casque de glace bleu qui ressemble tant à un casque de football ou de boxe. Il n'y avait tellement pas de place que les chaises étaient placées tout croche. Le bureau des infirmières débordait de dossiers ; toutes allaient et venaient, doucement, sans bruit. Mais tout de même, il y avait de l'activité dans ce local minuscule. Je me suis sentie regardée par les autres, je me suis sentie jugée parce que j'étais jeune, parce que… parce que… L'infirmière m'a annoncé quasi fièrement que j'étais le bébé de la salle. J'avais envie de hurler.

Je me suis couchée dans ces draps rigides qui sentaient l'eau de Javel, sur un « lit » que je décrirais plutôt comme une petite civière. Nous devions être au moins une vingtaine dans ce lieu exigu, ce lieu aseptisé, mais tellement rempli de lumière, c'était même trop, c'était éclatant. J'avais remarqué que c'était frais, aussi ; ils avaient eu la gentillesse d'installer des climatiseurs seulement pour ce local, sachant fort bien que les patientes qui s'y trouvaient étaient incommodées par la chaleur, les maux de cœur arrivant encore plus vite quand on a chaud. Voilà, j'étais désormais dans la salle de traitement ; j'étais officiellement une malade, une patiente, une cancéreuse ; j'y étais, j'y resterais encore un bout et j'y reviendrais encore plusieurs fois.

L'infirmière qui s'est occupée de moi est demeurée à mes côtés durant tout le traitement, guettant un effet secondaire possible, prenant ma température à intervalles réguliers, ma pression et mes signes vitaux également. Elle commença par évaluer la qualité de mes veines qui, à ce moment-là, était excellente. Elle décida de piquer sur la main droite; lorsqu'on a une mastectomie localisée du côté gauche et que les ganglions lymphatiques sont enlevés aussi, il ne faut jamais toucher au bras gauche, car on peux faire un lymphœdème assez rapidement.

D'ailleurs, je ne dois jamais porter de sac à main lourd ou d'autre objet pesant avec le bras opéré ni porter de vêtements ou de bijoux trop serrés; je dois bien désinfecter les plaies après une blessure sur la main ou le bras du côté opéré. Je dois mettre des gants pour travailler dans le jardinage, pour les travaux légers nécessitant des produits abrasifs ou pour des tâches qui impliquent un risque de blessure.

En tout temps, je dois présenter l'autre bras pour des tests sanguins, des injections de médicaments ou des vaccins, et pour vérifier ma pression artérielle. Je dois éviter les gestes répétitifs et prolongés avec le bras gauche; et même lorsque je prends des marches, je dois varier la position de mon bras, comme mettre ma main dans ma poche, ensuite la ressortir, la balancer et parfois faire des exercices de pompage avec ma main. J'ai d'ailleurs un petit coussin mou en forme de goutte d'eau pour pomper.

L'infirmière venait de tout me dire ce que je savais déjà à propos des lymphœdèmes, mais je l'écoutais parler, babiller. Je lui ai posé une seule question : «Qu'est-ce que c'est, la chimiothérapie, au juste?» Elle m'expliqua que mon corps était composé de plusieurs sortes de cellules et que chaque type de cellules jouait un rôle en particulier dans mon corps pour me maintenir en santé. Le cancer que j'ai est apparu quand des cellules anormales se sont développées et se sont propagées d'une manière incontrôlée. Comme disait ma tante Jeanne-Mance, des cellules déficientes; et j'aime bien cette image.

L'infirmière continuait de me brancher à différents tubes et sacs de liquide tout en m'expliquant ce que je vivais. Je me sentais en pleine confiance avec elle, j'étais rassurée. Elle m'expliqua aussi que les cellules déficientes pouvaient nuire grandement au bon fonctionnement de mon corps et que toute seule, je ne pouvais ni contrôler ni arrêter le développement de ces cellules. Donc, j'avais besoin de la chimiothérapie pour les tuer. Les agents chimiothérapeutiques sont emportés par le sang jusqu'aux cellules cancéreuses ; ils peuvent ainsi les empêcher de se développer et de se propager, les contrôler ou ralentir le développement et la propagation des cellules cancéreuses, et finalement réduire le volume du cancer et éviter que les cellules se transforment en métastases, c'est-à-dire qu'elles se propagent ailleurs dans mon corps.

Elle me dit par la suite, et ça m'a fortement surpris, qu'on utilise environ cinquante genres de médicaments différents. La chimiothérapie est l'un des traitements du cancer du sein. Il s'agit d'un traitement dit adjuvant, c'est-à-dire qui complète un traitement chirurgical que j'avais subi le 24 avril 2006.

La chimiothérapie adjuvante entraîne certains effets secondaires : nausées et vomissements, diarrhée, constipation, sécheresse et ulcères dans la bouche, chute des cheveux, effets sur le sang, fatigue, douleurs, cycles irréguliers ou arrêt des règles (passager ou non), perturbations de la vie de couple, etc.

Celui que je recevais ce jour-là était le TAC. Elle m'avertit que c'était le traitement royal, c'est-à-dire le plus dur, le plus fort, le plus complet qui soit sur le marché présentement et que je faisais partie d'un protocole de recherche ; ce que je savais déjà, ayant moi-même accepté plus tôt d'y participer, bénéficiant des meilleurs soins en y adhérant.

Je lui ai donc demandé, les larmes aux yeux autant parce qu'elle me piquait que parce que j'avais peur : « Pourquoi devrais-je recevoir cette chimiothérapie ? Ça donnerait quoi ? Ça tuerait toutes mes bonnes cellules aussi et je serais bientôt chauve ? » J'étais triste, je serrais la main de Justin, mon cœur battait à tout rompre. Elle me dit gentiment que la chimiothérapie était le meilleur moyen qu'on avait pour guérir, pour contrôler mon état pendant un certain temps, pour réduire le risque de réapparition du cancer et me débarrasser des symptômes et de la douleur.

J'essayais de comprendre ce que l'infirmière me disait ; ça bourdonnait tellement dans ma tête. Elle me demanda si je voulais un Ativan pour me calmer. J'ai dit oui. Elle me donna aussi un antinausée, genre de Gravol, mais beaucoup plus puissant, qui s'appelait Zofran. Une chance que j'ai dit oui, j'ai reçu quatre poches de liquide injecté directement dans une veine. En tout et pour tout, je suis demeurée sur ce lit de fortune durant près de six heures, car les médecins voulaient s'assurer que je ne ferais pas de réactions négatives aux médicaments.

Les prochaines fois, les séances seraient beaucoup plus courtes, c'est-à-dire plus ou moins quatre heures.

L'infirmière m'expliqua qu'à partir du troisième jour suivant ma chimiothérapie, j'aurais des injections sous-cutanées durant neuf jours; ça s'appelait du Neupogen. En fait, c'était magique! Cette injection stimulerait la production de globules blancs (les petits soldats, comme je l'ai expliqué à mes enfants) pour m'aider à combattre le cancer et me remettre sur pied le plus rapidement possible après chaque traitement. On verrait bien si ça marchait. Justin a donc suivi en accéléré une formation genre «piqûre 101», sans trop faire de mal à sa femme.

Lorsque tout fut terminé, je me suis levée comme si de rien n'était. J'étais en pleine forme et j'ai même été chez Costco avec Justin avant de revenir à Sainte-Marie. Les enfants étaient inquiets et arrivaient tout juste de l'école; ils m'ont questionnée, les larmes aux yeux, pensant que je reviendrais sans cheveux à la maison et que je serais pleine de bandages. Je les ai vite rassurés sur mon état, mais je sentais comme un «je-ne-sais-quoi» qui brassait dans mon estomac. Je suis allée me coucher et j'ai dormi presque toute la soirée. À mon réveil, *ayoye*!

Justin écoutait la télévision dans le salon et je suis allée le voir; j'étais blême, j'avais mal au cœur, j'avais mal partout, je ne filais pas du tout. Je n'avais qu'une idée en tête: aller dans le spa, dehors. Justin est donc venu avec moi et au clair de lune, j'ai passé plus d'une heure dans l'eau chaude; ça m'a fait du bien. En rentrant, je me suis couchée, ayant pris soin de prendre les médicaments qui m'avaient été prescrits. J'ai passé une nuit mouvementée, inondée de sorcières, de loups-garous, de vampires et de meurtriers. Je me suis éveillée souvent, en sueur. Je pleurais dans mon sommeil. Mon mari ne savait plus trop quoi faire pour me soulager. Je voyais dans ses yeux toute la peine, toute l'impuissance d'un homme face à la souffrance de sa femme.

Le lendemain matin, je n'ai pas pu me lever. Je suis restée au lit toute la journée. Justin s'est occupé des enfants pour leur départ à l'école et s'est assuré d'être là à 15 h 15 lors de leur retour, pour les devoirs, etc. Nous étions à la fin du mois de mai. Les examens de fin d'année arrivaient à grands pas; les enfants comprenaient que maman n'était pas capable de les aider et que papa prenait le relais. Mais les enfants ont toujours été très bons à l'école. Toute la famille a dû s'adapter à la situation et ce, rapidement.

Le surlendemain commencèrent les injections de Neupogen. Une infirmière du CLSC est venue à la maison nous enseigner la technique ; c'est l'hôpital du Saint-Sacrement qui l'avait envoyée nous aider. Justin a procédé à la première injection ; ce fut un peu douloureux, mais rien de comparable à une injection de chimiothérapie. J'étais courageuse et Justin aussi. À deux, on faisait une équipe du tonnerre. Même qu'on faisait des blagues lorsque venait le temps de faire les injections, on riait tous les deux. Aussitôt que j'ai reçu le médicament, j'ai senti que quelque chose se passait dans mon corps ; j'allais déjà mieux, mais j'étais si fatiguée. Je suis restée couchée quatre jours ; et quand je me levais, je n'avais pas faim du tout, j'avais mal au cœur. Mais je ne vomissais pas parce que je prenais du Zofran tous les jours.

Le seul endroit où je me sentais bien, c'était dans mon bain ou dans le spa. Aujourd'hui, je ne comprends toujours pas la raison d'un tel soulagement grâce à l'eau chaude. J'en ai parlé aux infirmières et aux médecins ; je suis la seule, paraît-il, que ça soulageait à ce point. En tout cas, croyez-moi, j'ai pris des bains à tour de bras, quelques fois quinze à vingt fois par jour ! La facture d'électricité a dû monter en flèche ; je m'en foutais un peu, j'étais dans mon monde et quand j'étais dans le bain, je me répétais sans cesse « Respiiiiiiirrrrrreeeeeee… ressssspppppiiiiiiirrrreeee… » pour faire passer dans mes poumons le plus d'air pur possible, imaginant également que de la Lumière Divine entrait par mes narines et que le mal, le cancer, la cochonnerie ressortait par ma bouche lorsque j'expirais. Je pratiquais ces exercices de relaxation toute la journée. Je pense que ce fut ma bouée de sauvetage, le fait que j'aie été capable de respirer adéquatement, profondément et souvent.

Le cinquième jour après le traitement, soit le samedi (car j'avais toujours mes traitements le mardi matin très tôt), je pouvais enfin émerger de mes effets secondaires et refaire partie de la famille. Je m'habillais — déjà, c'était ça — et je montais dans la salle à manger ; je partageais un peu le repas de la famille, parlais avec eux, tentais quelques pas à l'extérieur, dans la rue, et je revenais, appuyée sur l'épaule d'Émilie, de Nicolas ou de Rébéka. Je me rendais chez mes voisins Kathleen et Damien à quelques maisons de chez nous, ; je m'assoyais sur une chaise dans leur stationnement pour prendre une pause et je repartais vers la maison, tout heureuse d'avoir pu faire un petit pâté de maisons à la marche. Je n'étais vraiment pas forte, j'étais réellement fatiguée et pâle. Puis, le dimanche arrivait et je reprenais vie! J'avais mes traitements aux trois semaines, dont une semaine dans mon lit, et il restait deux semaines pour vivre normalement! Et j'allais en profiter, croyez-moi sur parole!

Mes enfants étaient tellement heureux que j'aille mieux, que je puisse revenir parmi eux. C'est à ce moment que je me suis fait raser la tête, complètement, pour ne pas voir tomber mes cheveux en grosses couettes... J'ai fait venir mon amie Gaétane à la maison et elle a procédé doucement, en enlevant un peu à la fois, pour finalement terminer au rasoir. Pendant tout ce temps-là, je faisais le deuil de ma chevelure qui faisait de moi ce que j'étais. Le sol était jonché de cheveux frisés noirs de 30 cm et plus. Quand ce fut terminé, j'ai placé sur ma tête un foulard noué à l'arrière et je suis sortie pour laisser entrer Justin qui lui aussi, par compassion et par amour, s'est également fait raser la tête complètement. Tout ceci s'est déroulé pendant que les enfants étaient à l'école.

Je me souviens encore, lorsqu'ils ont ouvert la porte: «Maman, as-tu encore tes cheveux?» Je les avais avertis d'avance. Et là, ils ont vu leur père et se sont écriés: «Ouache, papa, t'es ben laid!» Et quand ils m'ont vue, ils ont dit: «Ça te fait bien mieux à toi, maman!» Justin m'a alors fait un clin d'œil: mission réussie, car il désirait amoindrir le choc. On a tous bien ri de la situation, les enfants regardaient nos crânes et les comparaient: «Papa, ton crâne est laid comparé à celui de maman; maman, le tien est plus luisant que celui de papa, tu as une tête plus ronde que celle de papa, etc.»

Chaque soir à partir du cinquième jour, c'est-à-dire le vendredi soir exceptionnellement, mais assurément le samedi et le dimanche, on allait à Saint-Patrice dès que je me sentais d'attaque; rien au monde ne m'aurait empêché d'aller à Saint-Patrice, dans cette maison en pleines rénovations mais remplie d'amour et de Lumière, rien! On passait nos soirées à rénover, j'aidais en apportant des vis, des clous, des sacs de poubelle. Je ne pouvais pas faire beaucoup de choses, mais j'étais là et c'était ce qui était le plus important pour Justin et les enfants.

Ma tante Gemma était aussi au rendez-vous. À toutes les fins de semaine, elle venait nous aider et parfois aussi les soirs de semaine, exceptionnellement. On quittait la maison pour retourner à Sainte-Marie et elle repassait le lendemain dans la journée pour ramasser tout derrière nous. Lorsqu'on arrivait le soir suivant : surprise! Tout était propre, ramassé. Quel beau cadeau elle nous faisait; je ne sais pas si elle s'en est rendu compte, mais son apport a été très important pour nous. On se sentait appuyé, aidé, conseillé aussi.

Mais j'étais fatiguée. Presque tout le monde sait ce qu'est une fatigue à la fin d'une grosse journée, mais celle dont je vous parle est bien plus que ça. C'est quelque chose dont même un bon dodo ne peut venir à bout. Cette fatigue, c'est quand on s'épuise très vite rien qu'à faire des choses normales. Parfois, on peut être fatigué même quand on ne fait rien. On peut aussi être fatigué tout le temps. J'avais du mal à effectuer les petites choses du quotidien, le ménage, ma toilette, cuisiner. J'avais même de la difficulté à parler ou à marcher, et parfois même à penser! Je n'arrivais même plus à prendre de simples décisions; je ne me reconnaissais plus! Il faut dire que le stress, l'anxiété, la dépression et aussi une anémie ne m'aidaient pas. Malgré tout, je me levais tous les matins, le sourire aux lèvres; et le premier bonjour que je disais, c'était toujours à mon reflet dans le miroir, même si parfois, je ne le reconnaissais tout simplement pas.

Vous savez, quand on est malade comme je l'étais, la moindre dispute entre les enfants, les moindres conflits avec mon chum, la tristesse du fond de mon âme, l'inquiétude de mes lendemains et de l'avenir de ceux que j'aime étaient les causes les plus fréquentes de ma fatigue, en plus des effets physiques des traitements. Les gens ont de la difficulté à s'imaginer à quel point physiquement, c'est difficile; on est grugé de l'intérieur, on se fait détruire par petits bouts, par en-dedans.

Bon, assez de plaintes, maintenant je vais vous dire comment j'ai fait pour être moins fatiguée ou moins ressentir ces effets néfastes. J'ai fait vérifier le nombre de mes globules rouges dans mon sang et on s'est aperçus que je faisais de l'anémie. J'ai donc commencé à prendre du fer de façon régulière avec des produits pour contrer la constipation, car un des effets principaux du fer est justement la difficulté d'aller à la selle et croyez-moi, un bouchon fécal, ça fait mal.

Je me suis mise à mieux m'alimenter aussi, à prendre des aliments des cinq groupes alimentaires; je mangeais souvent, mais en plus petites quantités. Je mangeais beaucoup de viande rouge, des œufs, du foie et des épinards, mais le plus important, je buvais énormément d'eau.

Ensuite, j'ai organisé mes journées avec l'aide de Justin. Je me gardais toujours un moment pour le repos, un vrai bon dodo d'après-midi. Pendant tous mes traitements de chimiothérapie, j'ai pris de petites marches. Je ne pouvais pas faire beaucoup d'exercices physiques, je m'en rendais bien compte, mais chaque pas comptait, justement. J'ai aussi continué à voir mes amis, à faire des activités de couple avec mon chum, comme aller en moto.

Imaginez-vous donc qu'un jour, alors que j'étais à la troisième semaine de mon deuxième traitement de chimiothérapie, je suis allée en moto à La Tuque avec mon mari et quelques amis! Je suis revenue en voiture, car ma belle-maman Nicole nous avait fait l'immense cadeau de nous donner son vieux véhicule qui nous sert toujours depuis ce temps. Merci, Nicole, le voyage de retour a été plus agréable pour moi que l'aller, je l'avoue; mais j'ai pris de grands bols d'air frais et de paysages magnifiques.

Finalement, j'ai dû faire le deuil de ma santé. Ce que je veux dire, c'est que j'ai dû apprendre à ne plus gaspiller mes énergies, à planifier chaque journée et à suivre le plan, étape par étape. J'ai dû me rendre compte que je ne pouvais plus tout faire; il a fallu que je réapprenne ce que mon corps était et n'était pas capable de faire, et il a aussi fallu que je l'écoute, ce corps-là.

J'ai lu, oh que j'ai lu : des romans historiques, des nouvelles, des thrillers; j'ai tricoté, j'ai dessiné, j'ai écrit, mais j'ai surtout utilisé mon portable. J'ai toujours voulu faire de la méditation. Je n'y suis jamais vraiment arrivée, ça fait partie de mes projets à court terme.

Les gens de l'équipe médicale de la Clinique du sein Deschênes-Fabia du Saint-Sacrement à Québec étaient là pour m'écouter et me comprendre, en plus de Sylvie Jubinville, une psychologue du CLSC de Sainte-Marie qui me visitait toutes les semaines. J'avais aussi les amies de «Bonjour la Vie» et du «Groupe Jonathan» qui venaient me remonter le moral, et ma tante Jeanne-Mance qui ne manquait jamais de m'appeler pour avoir de mes nouvelles; et ce, sans compter tous nos amis qui prenaient régulièrement de mes nouvelles, soit au téléphone, soit par Justin au magasin.

Les enfants ont dû apprendre à faire le ménage un peu plus souvent, à faire du lavage, à séparer le blanc du foncé, à ranger l'épicerie que Justin apportait, à passer la balayeuse, à faire la vaisselle et à remplir le lave-vaisselle. Ils ont aussi dû faire le deuil de leur maman en forme. Oui, je leur en ai beaucoup demandé, j'en suis fort consciente, mais je n'avais pas le choix et je ne l'ai toujours pas, mais un jour… vous verrez, je serai de nouveau capable de tout faire ça toute seule!

Savez-vous ce que j'ai réussi à faire le soir de la Saint-Jean-Baptiste de l'année 2006? Il y avait des feux d'artifice prévus dans le stationnement de l'école Mgr-Feuiltault, à Sainte-Marie. Les enfants voulaient y aller, c'était un vendredi soir. J'avais eu un traitement le mardi. J'émergeais à peine. Eh bien, j'y suis allée! Nous ne sommes pas restés pour toute la durée des feux, mais disons que j'étais très contente, j'avais fait l'effort de sortir de ma torpeur, de sortir de mon lit, de mon cocon, de ma sécurité, pour m'aventurer à l'extérieur juste pour faire plaisir à mes enfants et à Justin; et je me suis surprise à me faire plaisir à moi aussi.

S'adapter à un sein en moins

Perdre un sein, c'est aussi perdre une partie importante de sa féminité; que l'on soit d'accord ou non, les seins font partie intégrante de l'attrait sexuel féminin. Se faire enlever un sein, c'est à la fois une douleur physique et psychique profonde. C'est une peur secrète chez toutes les femmes.

La cicatrice de mon ablation du mois d'avril est gonflée et très tendue, avec des liquides résiduels sous-cutanés. Je dois me rendre chaque semaine soit au CLSC de Sainte-Marie, soit en clinique privée afin de faire enlever du liquide noir de ma plaie. Le liquide, par la suite, est mesuré par le praticien. Le Dr Nantel et la Dre Provencher ont dû aussi m'en enlever très souvent. C'est douloureux et la pression est forte. J'ai très souvent mal dans le dos, du côté de l'ablation, et dans l'épaule, douleurs lancinantes et profondes qui ne peuvent être soulagées par des analgésiques.

C'est très difficile pour moi en tant que femme de me regarder dans le miroir tous les matins. Je vois cette énorme cicatrice toute gonflée et je n'arrête pas de la palper. Ça bouge à l'intérieur; la lymphe, qui autrefois était redirigée vers mes vaisseaux sanguins, est désormais un peu «fofolle» et ne sait plus où aller, d'où les accumulations impressionnantes de liquides sous ma cicatrice. Parfois, ça forme une poche de liquide de la grosseur d'un citron et ça pend de manière flasque et un peu répugnante.

Lorsque les médecins tentent d'enlever du liquide, ça suinte, mais quel soulagement. Le problème majeur de la lymphe, c'est que plus tu en enlèves, plus vite ça revient. Donc, il faut que j'endure le plus possible avant d'en faire extraire. Je ne peux pas encore porter de soutien-gorge et j'ai bien hâte d'aller acheter ma prothèse externe en silicone, car je pourrai enfin avoir les deux seins de la même grosseur ou presque. Un autre avantage d'une vraie prothèse, c'est qu'elle est quasiment du même poids que le sein enlevé ; ça devrait donc soulager mon mal de dos.

Ah! les hormones...

La vie, l'amour physique, nos humeurs, nos émotions même, sont régis par les hormones. Nous, les femmes, voyons avec angoisse l'apparition des premiers signes de la ménopause, sachant bien que la diminution de nos hormones changera irrémédiablement le cours de notre vie. Heureusement, nous avons au moins dix ans pour nous y faire. Mais vivre cela à 40 ans et d'un seul coup, comme cela est arrivé à Nancy... ouf! Il y a de quoi en perdre la tête.

J'ai appris très jeune que les hormones jouaient un rôle primordial dans la vie d'un être humain. Jamais je n'aurais pensé que ces hormones, j'en viendrais un jour à les détester, à les haïr avec autant d'amertume. J'ai réellement commencé à prendre conscience de leur rôle néfaste pour moi lorsque j'ai entendu parler du cancer du sein hormonodépendant de ma mère.

Maman m'avait expliqué que ses hormones nourrissaient son cancer et qu'à cause de ça, il se développait encore plus vite que chez une autre personne qui aurait aussi un cancer du sein d'un autre type.

Plus tard, dans ma jeune vingtaine, lorsque j'ai appris que la pilule anticonceptionnelle était bourrée d'hormones, j'ai demandé à mon médecin si je devais continuer à la prendre. Après consultation avec des spécialistes, on me pria de cesser de prendre des anovulants. Le risque de cancer s'avérait possible dans mon cas, j'en avais pris pendant plus de quatre ans. Je me demande encore pour quelle raison les médecins n'avaient pas pris en compte l'historique familial. Mais bon, dans ce merveilleux brouhaha médical, peut-on se montrer surpris?

Ah! les hormones... les maudites hormones. Quand j'y repense. Je faisais des poussées d'acné, la cause : les hormones. Je ne me sens pas bien avant mes menstruations ; le fameux SPM, c'est à cause des hormones. À la première grossesse, encore les hormones qui entrent en jeu ; je pleure et je ris en même temps, c'est la faute à quoi? Aux hormones, me dit-on. Je vous jure que je les détestais franchement, mais pas autant que lorsqu'on m'annonça, en octobre 2007, que le petit bouton insignifiant que j'avais décelé sur mon côté gauche était du cancer, non pas un résidu du cancer qu'on m'avait enlevé dans le sein (et tout le sein avec), mais une progression causée par les hormones! Grrrrrrr...

La médecine me diagnostiqua alors en phase III-b, c'est-à-dire que le cancer s'était répandu dans les tissus avoisinant le cancer primaire. J'ai cru devenir dingue, je capotais. Quoi? La chimiothérapie, la radiothérapie et l'hormono-thérapie que je prenais n'avaient rien donné? J'avais fait tout ça POUR RIEN? Voilà que mes hormones me montaient au nez comme la moutarde et je vous jure que je rageais et pas juste de l'intérieur.

Ben oui, les hormones, mais on fait quoi avec ça? «CASTRATION CHIMIQUE», me répondit-on.

Quoi? Comme on donne aux prisonniers pour leur enlever toute libido? Voilà, c'était ça qui m'attendait. Cela prit la forme d'injections mensuelles sous-cutanées, d'un implant qui relâchait des antihormones dans mon abdomen pendant un mois.

Ceux qui me connaissent savent qu'en apprenant que ça pouvait me sauver la vie, je n'allais pas hésiter. J'avais envie de vivre surtout pour mes trois petits amours d'enfants qui m'attendaient à la maison.

Première injection, le 31 octobre 2007. J'ai pété les plombs, sans avertisse-ment, sans notice.

Chambardement, chamboulement dans mon corps, je ne me comprenais même plus, je n'avais plus toute ma tête, tout tourbillonnait autour de moi. Justin eut le malheur de me parler un peu trop durement un matin, le sujet n'est même pas important, mais là, ce fut la goutte qui fit déborder le vase. Il partit travailler et moi, je me suis mise à bouillir ; pour qui se prenait-il ? J'avais le droit d'exister ; il n'avait pas le droit de me parler ainsi, je ne me laisserais pas faire. J'ai monté aux barricades : avocat, notaire, assurance-vie, testament, comptable, tout y est passé ; j'ai même mis mon mari à la porte de la maison familiale. Quand je l'ai appelé cet après-midi-là, ce fut pour lui dire de venir chercher ses affaires et de se trouver un appartement à Sainte-Marie.

Il ne comprenait plus rien, il était hagard et s'était présenté à la maison sur l'heure du souper, me suppliant de lui donner une seconde chance et me faisant remarquer que «Ce n'est pas toi, ça, Nancy, que se passe-t-il ? » En discutant, en pleurant, en criant, on en est venu à la conclusion que ça devait être les hormones qui me faisaient ça. Je suis tout de suite allée lire sur Internet les effets secondaires du Zoladex (nom de l'implant en question) et effectivement, il y était écrit que cela pouvait provoquer des chambardements hormonaux menant à l'excitation et à la perte de contrôle.

Pourquoi aucun médecin ne nous avait-il averti de ça ? Nous avons discuté et avons conclu qu'on devait se donner une chance, que notre couple en valait la peine, pour les enfants aussi, et on a pris rendez-vous à la Maison Michel-Sarrazin de Québec, en centre de jour, afin de rencontrer un travailleur social. Nous avions besoin d'aide pour y voir plus clair, pour qu'il nous aide, pour nous parler des vraies choses, de la maladie et de ce que nous pouvions faire pour nous en sortir le mieux possible. Les maudites hormones…

J'ajouterai ici que depuis que l'on me soignait en soins palliatifs, j'allais régulièrement à la Maison Michel-Sarrazin de Québec pour des rencontres ainsi que pour des traitements.

Mes menstruations ont cessé après la deuxième injection du 30 novembre. Mon état s'est un peu calmé, mais je me sentais intérieurement toujours dans l'urgence, c'était vraiment très exténuant. Le 31 décembre, j'ai eu, tel que prévu, une autre injection, toujours aucune menstruation ; la castration chimique, ou mise en ménopause clinique, fonctionnait donc bien. Je suis partie en voyage au début du mois de janvier 2008 dans le Sud pour la première fois de ma vie, car je voulais vivre intensément. Je savais que mon état s'était détérioré et que le temps m'était encore plus compté.

Vers le milieu de la semaine, alors que je sortais de la mer, je suis allée à la salle de bains et j'ai constaté que j'avais mes menstruations. Ce fut le début d'une série d'hémorragies.

De retour au Québec, je me suis empressée d'aller rencontrer mon oncologue. En m'auscultant, elle me posa des questions sur mon voyage et je lui dis innocemment que j'avais eu mes menstruations le dernier jour de vacances ; elle sembla décontenancée. Ensuite, elle m'expliqua que je ne devais pas avoir de menstruations avec des injections de Zoladex. Ça ne fonctionnait plus. Il fallait trouver autre chose.

Elle me prévint qu'elle présenterait mon cas le vendredi matin au comité de médecins de la Clinique du sein et qu'elle me reviendrait avec une solution le plus vite possible. Je suis ressortie très débalancée de son bureau. Pourquoi avais-je des « ovaires en acier », comme disait mon médecin ? Les maudites hormones.

Dès la semaine suivante, la Dre Provencher me convoqua et me prescrivit de la chimiothérapie par comprimés, du Xeloda. Cette chimiothérapie avait l'avantage de se prendre par voie orale tous les jours, matin et soir, en plusieurs comprimés. Cette médication produisit son lot de désavantages, comme la réaction que je fis aux pieds et aux mains un peu plus tard.

La toxicité extrême des médicaments que j'ingérais s'était répandue à la plante de mes pieds et à l'intérieur de mes mains, malgré les soins que j'appliquais pour éviter ces désagréments. Je me retrouvai donc en marchette pour un certain temps, comme celles qu'utilisent les personnes âgées, car je ne pouvais plus me déplacer par moi-même, pas même pour aller à la salle de bains.

Pendant ce temps, ma belle-mère, voyant évoluer ma maladie, se disait que bientôt, peut-être, je ne pourrais plus faire autant d'activités avec mes enfants. Elle nous offrit un voyage au Walt Disney World Resort à Orlando, en Floride. Je n'en reviens tout simplement pas de sa générosité pour nous. Elle me donna la tâche, ô combien agréable, de planifier le voyage, ce qui occupa mon esprit pendant plusieurs, plusieurs semaines. Finalement, le 1er avril 2008, nous sommes partis, toute la petite famille, ainsi que ma belle-mère Nicole, pour Orlando. J'ai cessé ma chimiothérapie sur les recommandations de mon oncologue afin de me donner une chance en voyage. J'étais en forme, je pétais le feu littéralement jusqu'au quatrième jour de notre voyage où, encore une fois, en allant à la salle de bains, j'ai remarqué une tache dans mes sous-vêtements. Non… pas encore les maudites hormones; non, pas ici, pas maintenant.

Eh oui, le retour de mes menstruations! Doucement le premier jour, et ensuite ce fut le déluge, l'inondation, le tsunami, la coulée de lave. Je devais me changer aux quinze minutes; mais malgré une protection triple, le sang coulait dans mes bas lorsque je me levais. J'ai fait une hémorragie sévère et alors que nous étions allés assister à la représentation de «La Petite Sirène», j'ai perdu connaissance pendant plus de quinze minutes. Justin et Nicole ne savaient plus quoi faire, j'étais tellement faible, plus de pouls; je m'en allais, je les entendais au loin me parler, mais j'étais incapable de bouger ou de leur répondre.

Ils appelèrent les secours et je fus transportée à l'hôpital d'Orlando en ambulance, en urgence. À mon arrivée, ma pression était à 49 sur 25, on cherchait mon pouls, mais on ne le trouvait pas. Aucun moyen de me piquer pour me donner du sang, aucune veine ne saillait, pas même la jugulaire et la carotide qu'ils ont tenté de percer à plusieurs reprises. Finalement, on décida de m'ouvrir l'aine et d'aller chercher la veine fémorale pour ainsi pouvoir me donner du soluté. La femme médecin qui fit cette intervention réussit finalement à trouver une veine majeure, et ainsi elle put me sauver la vie.

J'ai fait un effort surhumain pour retourner à l'hôtel et dormir avec ma famille. Le lendemain, nous reprenions l'avion pour revenir à Montréal, puis de Montréal à Québec en auto.

Entre-temps, mon oncologue avait eu un accident. L'infirmière-pivot, à qui je racontai ma mésaventure, me conseilla de me rendre rapidement à l'hôpital, car elle n'était pas rassurée sur mon état. Effectivement, mon taux de fer était à 3,4 alors que normalement, il doit être à 12. On m'admit tout de suite à l'urgence de l'hôpital du Saint-Sacrement et on me fit une transfusion. Cela n'arrêta pas mes hémorragies.

On me dirigea vers le Dr Jean Robert, oncologue, confrère du Dr Bazin qui était en congé de maladie. Il étudia mes résultats d'analyses de TACO et de la scintigraphie osseuse, et m'annonça que j'avais des lésions osseuses (métastases) au crâne ainsi qu'au dos, aux vertèbres D4, D5 et D6. Il me proposa de faire de la radiothérapie rapidement, très rapidement, et me dit qu'il me suggérait fortement de me faire enlever les ovaires et l'utérus par la Dre Marie Plante, une spécialiste de l'Hôtel-Dieu de Québec. En moins d'un mois, je reçus l'équivalent de 50 traitements de radiothérapie (25 au crâne, 25 au dos), et je fus opérée pour l'ablation de l'utérus et des ovaires le 3 juin 2008.

Ce fut un soulagement intense. Après quelques jours de convalescence, je me suis sentie plus en forme que jamais. Je ne saignais plus et on m'avait opérée par laparoscopie ; donc, ce fut beaucoup plus facile de remonter la pente. Les risques d'infection étaient également amoindris de beaucoup. PLUS D'HORMONES, me disais-je. Enfin !

Mais non, imaginez-vous donc que les glandes surrénales et la graisse humaine dégagent également des hormones, et j'étais en surpoids. Tout était là pour que ça marche encore, pour que les hormones nourrissent encore ce maudit cancer. J'étais déboussolée. Le Dr Robert me prescrivit donc des médicaments afin d'enlever TOUTES les hormones de mon corps.

Qui dit plus d'hormones, dit également une ménopause *immédiate et directe, franche et efficace*, avec les chaleurs, les sautes d'humeur, la prise de poids, l'instabilité émotionnelle, moins de libido. Mais dans mon cas : plus du tout de libido. Mettez-en ! Ce que le corps d'une femme met généralement dix ans à assimiler, le mien dut le faire en cinq mois.

Le Dr Robert me revit fin juillet et me dit d'un ton banal : « Ça va bien, ma grande, on se revoit dans trois mois. » Ça ne m'était pas arrivé depuis tellement longtemps de me faire dire que je ne devais pas revenir à l'hôpital avant trois mois. Imaginez !

J'étais inquiète et peu rassurée d'être laissée à moi-même. J'ai passé un très bel été, je suis allée camper avec ma famille, je me suis baignée, je me suis amusée sans souci.

Et puis, j'ai surtout eu l'immense bonheur de recevoir une invitation grandiose d'une amie qui m'est très chère ; elle m'a offert un voyage en Irlande. Élizabeth MacDonald Bernier était une Irlandaise de souche qui avait encore de la famille en Irlande du Nord, à Cushendun en fait.

Élizabeth connaissait mon rêve d'aller un jour marcher sur la terre d'Irlande, la terre de mes ancêtres, la terre de grand-maman Lucy. Je lui disais souvent : « Un jour j'irai, quand je serai à ma retraite, j'irai en Irlande, ce sera le voyage le plus important de ma vie, MON voyage ! »

Puis, le cancer a surgi, mettant fin à tellement de rêves, d'innombrables grands rêves. De ces rêves que l'on fait avant l'arrivée des enfants, puis de ceux que l'on imagine quand les petits auront quitté la maison et que l'on aura le plaisir de faire à deux. De grands rêves aussi, et ceux que l'on ose à peine formuler, car ils semblent si peu réalisables.

J'étais soulevée, emportée par la joie.

J'ai préparé ce voyage avec tout l'espoir du monde et finalement, je suis partie pour Belfast un beau samedi d'octobre 2008, le 11 plus précisément.

Je partais onze jours en Irlande, j'allais fêter mon 40e anniversaire sur la terre ancestrale. J'allais à ma source, j'allais ressentir les vibrations de ma terre-mère, j'allais me reconnecter avec mes racines, j'allais chercher des énergies nécessaires pour continuer ma bataille que j'étais bien déterminée à gagner pour de bon!

Puis, eh bien, j'allais aussi être «moi, Nancy Lambert» pendant tout ce temps, sans enfants, sans mari, sans penser à mon cancer, sans obligation autre que de penser à MOI…

Les conséquences

Il y a de ces jours où on aimerait mieux être à 100 000 lieux sous les mers; et présentement, je vous jure que j'aimerais m'y trouver et y passer la nuit : au moins, je n'aurais pas chaud.

Parfois, une pacotille fait monter ma pression, un commentaire sur un ton plus ou moins désobligeant, un mot parfois dit avec un peu d'impatience, de colère; je *pogne* les nerfs, comme on dit. Je suis humaine, mais en même temps, j'aimerais que ce trait de caractère ne fasse pas partie de mon moi, disons.

Je suis de plus en plus impatiente, je suis de plus en plus colérique, je suis de plus en plus comme mon père. Je prends des médicaments, il en prenait également tout autant; serait-ce simplement la faute des pilules ou bien devient-on malade dans le corps et dans notre âme en même temps? Je comprends beaucoup plus mon père aujourd'hui, je n'ai plus de patience, même pas avec moi. Les enfants qui sont trop bruyants, la télévision qui fonctionne toute seule, le téléphone qui sonne sans arrêt, les devoirs des enfants qui me semblent longs et ardus tout à coup ; mon mari qui répond un peu trop sèchement à des questions que je pose plusieurs fois, sans réponse, le réseau sans fil qui plante, l'ordinateur qui ne veut plus obéir, je dois appeler à la rescousse mon ami Paul qui, même au téléphone, sent bien que ça ne va pas. Il me dit qu'il va peut-être passer ce soir pour voir de quoi il retourne ; sans lui, j'en aurais même pas, d'ordinateur, tellement c'est mon magicien d'Oz.

Ce soir, j'ai une rencontre avec le professeur d'Émilie, celui-là même qui a enseigné à mon fils Nicolas l'an passé. Je connais ses méthodes ; pourtant, je vais y aller et lui demander de les améliorer. Il ne donne pas les devoirs une semaine à l'avance, soit le vendredi, mais le lundi pour le vendredi de la même semaine, ce qui nous laisse très peu de temps pour réviser et se préparer. Même à la polyvalente, ils donnent les devoirs une semaine d'avance. Je vais me présenter ce soir et lui demander de les donner une semaine à l'avance pour que nous puissions les réviser pendant la fin de semaine ; il me semble que c'est logique, non ? Ma fille est désemparée que je veuille y aller dans cet état d'esprit. Elle soupire pendant qu'elle pratique ses gammes ; elle a un cours de piano ce soir. Je sens bien qu'elle est stressée, je vais faire un gros effort pour la rassurer. Je ne mangerai pas ce professeur, tout de même !

17 h 45 : voilà, tout le monde est parti vaquer à ses occupations, enfin. Rébéka est chez une amie, Émilie vient de partir pour son cours avec Justin qui ira la reconduire avec Maude, son amie, pour ensuite aller chercher Nicolas qui va finir son football à 18 h 00, avant de revenir par la suite.

Je suis seule pour une petite heure ; j'en profite alors pour m'allonger quelque peu sur le La-Z-Boy avec Pooky, ma chienne, qui me tient compagnie fidèlement. Elle sent bien que sa maîtresse est anxieuse ; anxieuse pourquoi, au juste ? Elle ne le sait même pas elle-même. Peut-être le voyage en Irlande qui s'en vient à grands pas et que je finirai de préparer demain soir chez Élizabeth, peut-être, sûrement, vu les circonstances ? Ces circonstances sont en fait que je pars en voyage seule, avec une amie, sans mon conjoint, et lui n'aime pas l'idée de me voir partir ; il n'aime pas cette idée de grand rêve qu'il juge inutile.

Je me sens coupable de quitter la maison, de ne pas être là pour mes enfants. C'est Justin qui devra les aider à faire leurs devoirs ; il a son emploi à temps plein, il devra tout faire seul. Je suis inquiète pour ça, aussi.

Même si je suis malade, je suis capable de m'asseoir près des enfants pour leur faire faire leurs devoirs, tout de même. Je peux préparer quelques repas et ramasser ce qui est à ma portée dans la maison. Je ne suis pas capable de faire ce que ma femme de ménage fait pour moi, mais je ne suis pas handicapée.

Je me demande comment je vivrai ce voyage, car j'ai peur de ne pas décrocher, de ne pas être capable de pleinement vivre les précieuses secondes passées en Irlande, terre de mes ancêtres. Peur d'avoir peur. Peur d'être malade là-bas aussi, peur d'être loin des miens alors que ma santé se détériore et que chaque moment passé en leur présence devrait me combler pleinement. Mais non, j'existe moi aussi et c'est justement pour ça que je veux partir. Pour être MOI, seulement et uniquement moi. Ça fait si longtemps que je me suis oubliée.

Des funérailles personnalisées

Martine Vachon

La mort d'une amie de Nancy, une sœur de cancer…

Lorsque nous avons reçu l'appel du mari de Martine Vachon nous avisant de son décès, j'ai eu une boule dans la gorge. J'étais à la fois soulagée qu'elle en ait terminé avec la douleur, et en même temps, tellement triste de savoir que je ne la verrais jamais plus. Que dire à cet homme qui avait vu sa jeune femme de 31 ans souffrir autant ?

Ils avaient tout essayé pour gagner du temps sur la mort : des saignées jusqu'aux cataplasmes d'argile, puis des chimiothérapies massives et de la radio-thérapie. Tant de désespoirs et d'espoirs déçus, me dis-je en pensant à Martine et à ses deux jeunes filles en bas âge. J'étais sidérée ; le cancer du sein qui la rongeait avait triomphé. J'étais enragée, je ne pouvais que comparer cette mort à celle de ma mère atteinte du même mal.

J'ai pris tous les arrangements avec la famille. Ils m'ont beaucoup parlé d'elle, de sa vie, de ses rêves, de ses ambitions quand Martine et son mari achetè-rent la ferme dont elle était si fière. Ils mentionnèrent qu'elle adorait la musique, surtout sa passion pour celle du film *Brillantine* (*Grease*).

Sans même réfléchir, je leur ai proposé de faire jouer la trame sonore du film en continu au moment de l'exposition de l'urne funéraire. Ils étaient tellement heureux de cette idée, mais en même temps un peu anxieux. « Est-ce que ça se fait, ça, Nancy?» Je leur ai répondu une phrase que je répondrai alors très souvent aux gens éplorés : «C'est votre femme, votre mère, votre amie qui est partie, plus jamais cet événement ne se reproduira. Vous avez le droit de faire jouer cette musique si cela vous fait du bien, si cela représente Martine, alors pourquoi nous priverions-nous de cet hommage ultime?»

Hochements de tête, larmes, consultation ; ils acquiescèrent : il fallait écouter la musique préférée de Martine pour ses derniers moments avec sa famille. La trame sonore de *Brillantine* joua pendant toute la durée de la réception des condoléances. Les membres de la famille tenaient absolument à offrir des souvenirs tangibles à leur entourage. J'ai proposé des arrangements en fleurs de soie ; ainsi, tous et chacun pourraient ramener chez eux leur bouquet, un souvenir bien particulier.

La musique de *Brillantine* a bel et bien joué en continu derrière le mur de fleurs de soie que nous avions fait ériger.

Comme je m'y attendais, des commentaires négatifs se firent entendre ; je répondais invariablement : «C'est le désir de la famille, iriez-vous contre le désir de son époux et de ses enfants? En plus, c'était sa musique préférée, qui donc est dans l'urne en avant? Est-ce bien pour elle que nous sommes ici réunis?» J'avoue avoir brassé la cage à pas mal de monde.

Finalement, les gens abondaient dans mon sens. Encore aujourd'hui, on me reparle de ces funérailles, à l'image de celle qui nous avait quittés. C'était une des premières fois, à Saint-Patrice, où l'on pouvait vraiment dire que les funérailles étaient personnalisées.

Ce fut le début d'une nouvelle façon de faire dans ma région. Cette distinction apporta à notre maison funéraire une réputation de bon aloi.

E. Martineau

Sans doute que M. Martineau lui-même n'aurait jamais imaginé un porte-cercueil aussi près de sa réalité.

M. Martineau, un camionneur passionné par son métier, mourut à la suite d'une longue maladie. Sa famille, venue me rencontrer pour les arrangements funéraires, n'a eu de cesse de me parler de son amour pour ce métier qu'il pratiqua toute sa vie. N'écoutant que mon cœur, j'ai donc offert à la famille de rendre un dernier hommage à leur père en utilisant son camion pour le reconduire à sa dernière demeure. Son fils, les yeux brillants, accepta avec empressement ; son père pourrait partir comme il l'aurait souhaité.

Comme M. Martineau adorait autant la chasse que le camionnage, je leur proposai d'apporter son attirail de chasse près du cercueil. On décida de décorer le camion avec des fleurs et tout ce que le défunt avait tant aimé. La famille se montra ravie par cette offre.

Il faut mentionner qu'à cette époque, la façon de faire dans le milieu funéraire s'avérait des plus statiques. Le conservatisme voulait que le décorum traditionnel prime par-delà les désirs des familles.

Vous vous doutez bien que cette rigidité ne correspondait pas à ma personnalité assez exubérante. Et comme vous l'avez vu avec le décès de Martine Vachon, le désir des familles et tout ce qui pouvait permettre d'adoucir leur chagrin devenaient primordial. L'exposition du corps s'est déroulée dans la sérénité et l'amour.

Le matin des funérailles, je suis partie de Saint-Patrice l'âme en paix ; mais voici qu'à l'intersection de deux villages, dans une courbe à 90°, un immense orignal m'attendait, sans bouger. Après quelques minutes passées à nous regarder l'un et l'autre sans agressivité, nous sommes repartis chacun notre chemin.

(Je vous parle d'ailleurs de cette rencontre dans un autre chapitre concernant mes expériences ésotériques.)

Mon cœur a fait un bond. Je savais que je venais d'avoir la « visite » de M. Martineau ! En arrivant au salon funéraire, j'ai tout de suite dit à sa veuve et à ses enfants ce qui venait de se passer ; tous sourirent et convinrent que j'avais eu un clin d'œil de l'Au-delà. Ouf ! Quelle expérience !

Le camion attendait à l'extérieur ; la famille y avait déroulé du faux gazon, mes employés et Justin avaient vissé les corbeilles de fleurs de chaque côté de la plaque. Ce fut une sortie solennelle du salon funéraire, les porteurs glissèrent le cercueil sur la plaque gazonnée sertie de fleurs. Une fois le cercueil bien ancré, son fils prit le volant et nous avons tous suivi le mastodonte vers l'église. Plusieurs badauds prirent des photos du cortège ; j'étais moi-même assez impressionnée, car jamais je n'avais dirigé des funérailles aussi « personnalisées ».

Nous avons refait la même chose à la sortie de l'église pour nous rendre au cimetière. Il y avait une telle fierté qui se lisait sur la figure des membres de la famille, je pouvais y voir la quiétude du devoir bien accompli : leur défunt partait dans l'amour et avec son camion conduit par son fils.

Toute mon équipe en ressentit une fierté bien légitime. Encore aujourd'hui, des gens m'abordent et sont encore ébahis par ces funérailles.

Bébé Nicolas Drapeau

Il était tard en soirée lorsque nous avons eu l'appel de la famille Drapeau-Blais nous annonçant la mort de leur jeune bébé de trois mois, Nicolas. Nous étions alors parents d'enfants en bas de cinq ans et cette mort nous affecta particulièrement. On nous demanda de ne pas aller chercher le corps de l'enfant immédiatement, ils souhaitaient attendre leurs propres parents.

Ce n'est qu'au début de la nuit qu'on nous a rappelés. Justin s'est présenté chez les parents. Il me dira plus tard que ce fut la plus difficile des rencontres avec des familles endeuillées.

Mon mari est reparti avec le bébé tout emmailloté et l'a déposé près de lui, sur le siège avant. Il faut dire qu'il n'avait que quelques mètres à franchir afin d'arriver à la maison funéraire. Il débarqua et reprit le petit dans ses bras ; c'est alors, dit-il, que ses jambes l'ont lâché. Il s'est rendu compte qu'il tenait un petit être qui portait le même prénom que son propre fils et qui devrait être plein de vie. Il trouva cela horrible et très difficilement acceptable.

Le lendemain matin, j'avais la tâche ingrate de reprendre le bébé et d'aller le faire embaumer chez un confrère : c'était trop difficile de le faire nous-mêmes. Entre-temps, j'avais été chercher un petit cercueil de satin blanc afin de le montrer à la famille. J'ai donc repris le chemin de la maison avec mon précieux chargement. J'ai laissé le bébé dans la salle d'embaumement et j'ai continué chez Christine et Daniel qui m'attendaient.

Imaginez mon désarroi de devoir les faire sortir à l'extérieur pour leur montrer le cercueil de leur bébé. Non mais, on ne devrait jamais avoir à faire ça, jamais de notre vie. Ils ont été d'un calme exemplaire et ont acquiescé à mon choix, me disant que tout ce que je ferais serait correct. Je suis repartie le cœur gros, me promettant de tout faire pour apaiser leur chagrin. J'avais une idée en tête, restait à la valider avec Justin et Chouchounne, ma grande conseillère en la matière.

Une fois le montage du salon terminé, nous avons fabriqué un promontoire tout blanc afin d'y déposer le cercueil. Puis, mon cœur de maman a parlé. J'ai demandé à Justin d'aller me chercher nos deux chaises berçantes et de les descendre en bas, près du cercueil. Il comprit alors ce que je voulais faire.

Nous avons proposé à la famille Drapeau-Blais de faire une exposition familiale discrète, c'est-à-dire qu'ils pouvaient inviter ceux qui étaient significatifs pour eux, mais que nous n'allions pas les soumettre à des condoléances paroissiales publiques ; cela aurait été trop bouleversant pour eux. À leur arrivée, ils ont tous été près du cercueil, même Rose, la petite sœur de bébé Nicolas. Puis, ils reprirent plus ou moins leur place dans le salon. Je les ai laissés arriver, leur proposant ensuite une prière des anges, la musique céleste jouant derrière les rideaux.

Je me suis approchée de Christine, je la voyais se tordre les doigts de douleur ; je la regardais et je m'imaginais à sa place. Qu'aurais-je aimé plus que tout au monde à ce moment-là ? J'aurais aimé prendre mon enfant, le bercer tendrement et lui dire au revoir à ma manière. Ce petit bébé était décédé d'une terrible maladie congénitale qui lui donnait des douleurs au moindre mouvement. Jamais les parents n'avaient le bonheur de bercer leur bébé, au risque de lui infliger d'atroces douleurs.

« Christine, aimerais-tu le bercer un tout petit peu, ton bébé ? » lui demandai-je. Vous auriez dû voir sa figure s'illuminer. « Je peux ? » me demanda-t-elle. Je lui répondis par un sourire tendre et affectueux. Oui, elle pouvait prendre son enfant. Qui étais-je pour l'en empêcher ? Je suis allée délicatement soulever le garçonnet, emmailloté dans sa doudou ; je l'ai remis à sa mère qui, tendrement et en versant des larmes, l'a bercé en lui chantonnant une berceuse. Nous étions hors du temps, moment touchant et tellement sacré.

Puis, Christine tendit le bébé à Daniel, qui le prit contre son cœur à son tour. Rose également voulait bercer son petit frère. Ils firent ainsi leurs adieux à ce petit bout de chou tant aimé.

Les grands-parents autorisés par le jeune couple le prirent aussi, mais par respect pour l'enfant, les parents demandèrent que seuls leurs propres parents puissent bercer bébé Nicolas. Tout se déroula dans l'amour et le respect.

Christine remit le petit dans son dernier berceau, et avec Daniel et Rose, elle borda leur bébé et l'on ferma le cercueil. Le cortège se mit ensuite en route pour la cérémonie des anges à l'église, où toute la communauté pouvait enfin témoigner de leur appui et de leur amour dans l'épreuve qu'ils subissaient. Au cimetière, toutefois, seule la présence de la famille fut requise.

J'avais une inquiétude : la terre était très humide dans la section du cimetière où serait enterré le bambin dans un si beau cercueil de satin blanc. Ce que je ne savais pas, c'était que Justin avait compris lui aussi qu'il ne pouvait pas ensevelir un si petit être sans défense dans un grand trou si noir comme ça, sans rien d'autre. Donc, mon mari prit soin d'installer deux immenses couvertures en polar noir par-dessus la descente de cercueil, couvrant ainsi le trou béant. Lorsque nous sommes arrivés au cimetière avec les porteurs et que j'ai vu les couvertures, mon cœur de mère s'est mis à pleurer. Je remerciais le ciel, mais surtout mon mari, d'avoir eu la délicatesse de comprendre et d'aller de l'avant avec son idée. Toute la famille était assemblée autour de bébé Nicolas. Justin invita Daniel et Christine à rabattre les couvertures sur le petit cercueil de satin blanc, et il fixa des bandelettes de velcro pour bien le border. Bébé Nicolas dormirait dorénavant au chaud, bien à l'abri de la froidure et de l'hiver.

Après les prières et l'amour qui accompagnèrent la cérémonie au cimetière, on fit descendre le petit cercueil dans la terre. Ce fut le silence. Puis, la famille se retira vers la salle de réception où tous purent les prendre dans leurs bras et les serrer très fort, pour les soutenir.

Plus tard, je reçus deux lettres de la famille, une de la famille Drapeau et l'autre de la famille Blais, qui tenaient toutes deux à nous remercier pour la délicatesse et l'amour que nous leur avions témoignés lors du décès du bébé. Le fait, disaient-elles, d'avoir pu bercer le bébé avait été salutaire. Je fus touchée au plus profond de mon cœur par ces paroles qui confirmèrent une fois de plus que Justin et moi avions fait le bon choix.

Quelques mois plus tard, Christine eut le bonheur de m'apprendre qu'elle était de nouveau enceinte. Le ciel s'est toutefois assombri lorsqu'ils firent des tests afin de savoir si l'enfant portait le même gène que Nicolas. Ce fut malheureusement le cas et Christine dut avorter. Afin de conserver à jamais un souvenir de cette petite fille qui n'est jamais née, je leur ai proposé un bijou, un cœur; derrière ce cœur, je pourrais faire incruster dans l'époxy une partie des cendres de leur petite fille, à l'abri du temps. Quelques membres de la famille ont également demandé à avoir quelques cendres de la petite afin de la garder auprès d'eux en souvenir éternel. Encore aujourd'hui, je me sens heureuse d'avoir pu les guider à travers ces douloureux choix.

Heureusement, un nouveau bébé est venu s'ajouter à leur belle petite famille et c'est dorénavant une petite sœur pétante de santé que Rose cajole.

Tragédie des Éboulements

Vous avez sûrement souvenir de la tragédie dès Éboulements qui eut lieu en octobre 1997 dans Charlevoix : un autobus renversé dans le ravin emporta avec lui quarante et une vies, presque toutes des personnes de la région de Saint-Bernard.

Puisque Saint-Patrice-de-Beaurivage et Saint-Bernard sont deux municipalités voisines, nous avons donc été appelés par une famille qui venait de perdre son père et sa mère dans la tragédie. Cette famille nous a mandatés pour faire une exposition privée ainsi que des funérailles doubles, non pas avec le lot de personnes défuntes, mais en privé. Cela amena un tollé de protestations. « Qui sont-ils donc pour se mériter des funérailles privées ? » se demandait-on. Nous avons écouté la famille et avons préparé la salle afin de recevoir les condoléances pour leurs deux parents et avons présidé aux funérailles de M. et Mᵐᵉ X, côte à côte, jusqu'au cimetière où nous les avons ensevelis un près de l'autre. « Comme dans leur lit », me disait leur fille.

Aider cette famille qui traversait un deuil si épouvantable, avoir pu leur permettre de rendre ce dernier hommage à leur façon à leurs parents si aimants me permit de comprendre encore plus le rôle dévolu par les maisons funéraires. Alors même que j'étais enceinte d'Émilie de plusieurs mois et que ma mère se mourait du cancer, j'avais une fois de plus réussi à tenir la barre, à faire face aux vents contraires et à des règlements parfois incongrus. J'avais écouté les familles, leurs besoins, et je les avais épaulées et comblées. Mission accomplie.

Suicidés – Expositions spéciales

La mort par suicide est toujours celle qui laisse les gens le plus perplexes et démunis. Je ne veux pas dire ici démunis au sens monétaire, mais bien au sens large du terme. Souvent, la famille ne comprend pas ce qui s'est passé, pourquoi un tel geste ; ils n'ont pas su lire les signes avant-coureurs.

Parfois, la colère se mêle à la tristesse et c'est là que j'entrais en jeu. J'ai offert à plusieurs familles vivant un deuil de ce genre de prendre du temps avec le défunt pour lui parler, calmement et en privé, lui poser des questions, prier pour lui, être en colère contre lui et tout ça, sans que toute la communauté n'en soit témoin.

Nous avions trouvé, Justin et moi, une façon bien personnelle d'aider ces familles particulièrement endeuillées. Nous déposions le corps du défunt sur un grand drap blanc après l'avoir préalablement habillé, coiffé et maquillé, sans qu'il ne soit obligatoirement embaumé si le délai était respecté entre le moment de sa mort et l'exposition devant la famille, pour des raisons d'hygiène.

Les lumières tamisées, une musique de fond, des fauteuils confortables, du café, du thé, étaient à leur disposition. Nous invitions les personnes proches du défunt à venir gratuitement au salon funéraire. Nous leur prêtions les lieux afin qu'ils puissent rendre un dernier hommage au disparu, en toute quiétude.

Je me souviens encore avoir reçu des cartes de remerciement de ces familles qui avaient trouvé le geste que nous avions posé à leur égard d'une très grande sensibilité et plein de respect pour eux. C'était la mission que nous nous étions donnée, Justin et moi : être pour ceux qui vivaient un drame, une perte, une épaule sur laquelle ils pouvaient se reposer. Nous avons toujours eu des relations extraordinaires avec les familles endeuillées. Notre cœur était grand comme l'Univers, trop parfois, car moi, j'accumulais les émotions de toutes sortes et c'est ce qui fit que je fus si malade un jour. Du moins, c'est ce que je crois fermement.

Accident avec une urne funéraire dans l'auto

Un soir, alors que j'allais exposer un défunt dans un village avoisinant, j'ai perdu le contrôle du véhicule que je conduisais, une Jeep TJ 4 x 4 pourtant chaussée de très bons pneus. Il y avait tant et tant de neige que je fis un 360°, le derrière de la Jeep bien enfoncé dans la neige, dans le fossé, le devant éclairant le ciel. Comme j'étais en devoir, je portais une jupe et des talons hauts, mais le pire, j'avais l'urne d'un défunt avec moi sur le siège avant. J'étais en retard, il faisait tempête et très froid et j'étais sur une route secondaire où peu de gens passaient.

Tout en essayant d'ouvrir la portière — pas facile avec la voiture dans cette position, croyez-moi —, j'ai entendu une voiture s'arrêter et venir à mon secours. Hourra! C'était une dame que je connaissais bien qui me tendait la main. Quelle ne fut pas sa surprise de me voir sortir de l'auto avec un sac de velours bleu et un gros objet rectangulaire à l'intérieur. Elle se doutait bien que c'était une urne.

Vivement, j'ai fait appel à mon employé afin qu'il vienne me chercher et ainsi récupérer le défunt. Nous nous sommes rendus au salon funéraire, mine de rien, à temps pour l'ouverture du salon et la réception des condoléances. Je vous jure que malgré la froide température, J'AI EU CHAUD! Chaque fois que je repasse par ce chemin, je me revois, debout sur l'essieu, en talons hauts, essayant de garder mon équilibre et disant au remorqueur : « Faut pas que je saute dans la neige, tout de même! » Car il devait bien y avoir deux mètres de neige folle dans le fossé, qui m'attendait. Eh oui, j'ai dû sauter… et je me suis gelé les cuisses et même le bassin. Mais l'histoire finit bien : personne ne fut blessé, personne n'est décédé et tout le monde s'en est bien sorti.

Le Hells Angel dans la boue

Un travail qui s'avère parfois des plus saugrenus.

Avec l'entreprise funéraire, nous étions sur appel 24 heures sur 24. Justin avait un téléavertisseur et moi, un cellulaire. Un jour de canicule, nous avons reçu un appel à la maison; cette fois-là, comme à plusieurs reprises, c'était la police. Cette fois, on nous demandait de nous rendre le plus rapidement possible dans le rang Belfast de Saint-Patrice. Nous leur avons demandé si nous devions apporter une civière portative ainsi qu'un équipement spécial pour les cas de décomposition ; il ne nous a pas répondu et nous a redit d'arriver le plus vite possible. J'ai donc appelé Marcel Bernard, mon bras droit, afin qu'il vienne me donner un coup de main ; j'ai aussi appelé Justin pour lui dire où j'allais. Quelques minutes plus tard, nous partions avec le corbillard, prêts à toute éventualité.

Sur les lieux, il y avait beaucoup de gens des médias, ce que je détestais particulièrement, car ils nous gênent dans notre travail ; des policiers à profusion et également l'escouade Carcajou qui s'occupait principalement de tout ce qui concernait les motards. J'ai vite conclu qu'on avait affaire à un décès hors du commun. Nous avons suivi les indications des policiers et nous nous sommes rendus avec le véhicule jusqu'à l'orée du bois. Nous étions en plein mois de juillet, en pleine canicule, et les abeilles, moustiques, etc., papillonnaient allègrement autour de nous. L'air était empli d'humidité et ça sentait la terre retournée, humide, grouillante de... vie.

C'est là que je l'ai aperçu. Un cadavre dans un fossé, plein de boue ; un jeune homme d'une vingtaine d'années tout au plus. Les policiers s'affairaient autour du corps et prenaient des photos en grande quantité ; nous devions attendre les ordres pour quérir le corps.

J'étais en espadrilles, avec des jeans bleu pâle ; Marcel avait de beaux souliers et des pantalons bleu foncé de travail. J'avais peine à respirer tellement ça sentait mauvais, même si nous étions au moins à 10 mètres du corps.

Soudainement, l'enquêteur en chef nous a ordonné d'aller le chercher là où il se trouvait en ne déplaçant absolument rien sous sa dépouille, le médecin légiste devant récupérer plusieurs preuves en salle d'autopsie. Je me souviens avoir dit à Marcel d'amener la planche et les gants. Nous sommes descendus dans la fosse mouillée, j'en avais jusqu'aux cuisses, jusqu'aux coudes, de cette boue malodorante. J'avais mal au cœur, mais il fallait demeurer professionnels. Nous avons attaché le corps sur la civière. Ça sentait tellement fort, c'était insoutenable ; j'avais très mal au cœur et aussi incroyable que ça puisse paraître, une policière près de moi mangeait un sandwich au creton en discutant avec ses collègues. Je n'en revenais pas! Marcel non plus. Avec Justin qui venait d'arriver, nous étions tous trois au bord de la nausée.

Nous avons soulevé le corps et un fort bruit de succion s'est fait entendre; la terre et l'eau sous le corps ne voulaient pas le laisser partir. Nous avons dû tirer très fort pour l'extraire. Nous l'avons emballé dans un sac avec une fermeture éclair, mais l'odeur persistait. J'attendais d'avoir les directives du policier enquêteur pour savoir si nous menions le corps à la morgue de Québec ou à celle de Montréal. Heureusement, ce fut à Québec, donc à près de 70 kilomètres du lieu où nous nous trouvions.

Le trajet fut fait les fenêtres fermées; si nous avions ouvert, l'air aurait circulé et nous aurions été malades. Arrivés à Québec, Marcel et moi étions verts, c'est du moins ce que nous a dit le médecin légiste en nous voyant arriver dans l'entrée secrète de la morgue.

Nous avons sorti le corps, l'avons amené dans le laboratoire médical et l'avons glissé doucement sur la table d'autopsie pour ne pas altérer les preuves, comme nous l'avaient demandé les policiers. Tout à coup, le médecin légiste a ouvert le sac et nous a demandé de sortir. Nous sommes presque partis en courant.

Nous reprenions à peine nos couleurs quand nous avons vu sortir le médecin légiste. Il était aussi vert que nous. Nous l'avons regardé et lui avons demandé si tout allait bien. Il a dit qu'il ne pouvait pas faire aérer la salle, pour ne pas altérer les preuves. Lui aussi trouvait l'odeur terriblement nauséabonde.

Nous avons ouvert toutes les portes et les fenêtres du véhicule afin de faire sortir l'odeur tenace qui y régnait. Notre civière était couverte de boue et sentait tellement mauvais. Nous avons repris la route vers Saint-Patrice. Quelques centaines de mètres plus loin, Marcel m'a demandé d'arrêter pour qu'il puisse aller aux toilettes. Disons que nous n'avons pas conservé nos précédents repas dans notre estomac.

Nous avons su l'histoire du pauvre gars. Il avait eu le malheur de fréquenter la blonde de son patron. Une petite promenade en forêt et hop! Plusieurs semaines s'étaient écoulées avant la découverte du corps; si le principal suspect n'avait pas révélé l'emplacement du corps, personne ne l'aurait retrouvé.

Dès notre arrivée à Saint-Patrice, nous avons désinfecté la civière trois fois, ainsi que l'intérieur du véhicule de transport. Il m'arrive encore de sentir l'odeur de putréfaction qui émanait de ce corps. Vraiment pas toujours facile, la vie de directeur de funérailles.

La majorité des gens ignorent que c'est nous qui devons aller chercher les défunts. On croit à tort que ce sont les ambulanciers. Un ambulancier est autorisé à transporter une personne vivante, tandis qu'un thanatologue doit prendre en charge les défunts. Heureusement, ce n'est pas toujours aussi terrible que cette fois-là.

À ceci, je vais rajouter que ce fut toujours très difficile de me faire valoir dans les milieux policiers, en tant que femme directrice de funérailles. Pour le transport du corps chez le coroner, on parlait à Marcel ou à Justin, presque jamais à moi. Ça me frustrait toujours.

Transport d'une dame décédée en Ontario

Habituellement, lorsqu'une personne décède loin du lieu où seront célébrées ses funérailles, le corps voyage dans une soute d'avion, préalablement protégée par un coffre de bois.

Nous avons reçu un appel d'une famille anglophone, originaire de la région, nous demandant d'aller quérir la dépouille de leur mère en Ontario, dans la région de Niagara. Cette famille n'acceptait tout simplement pas que le corps de leur mère voyage dans un avion avec des bagages.

Justin et moi avons donc pris les dispositions nécessaires et sommes partis ensemble afin de nous rendre à la résidence de la famille, le corps de leur mère ayant déjà été embaumé et exposé dans leur patelin. Après avoir rédigé les papiers nécessaires au transport et avoir signé le contrat, nous avons été chercher la dame directement au salon funéraire de l'endroit. Tout était en bonne et due forme et nous avons tout de suite repris la route vers Saint-Patrice.

Il faut savoir qu'en cas de décès, comme celui dont nous parlons, si l'embaumement a déjà été fait et que la personne est coiffée et maquillée, lorsque nous l'enveloppons dans notre sac de transport sur civière, nous ne remontons pas la fermeture éclair dans sa figure, mais nous lui déposons un papier essuie-tout de part et d'autre du visage afin de la protéger des poussières et des regards indiscrets. Après les très nombreux kilomètres que nous avions parcourus, le papier essuie-tout avait malencontreusement glissé par terre, laissant alors le visage de la défunte bien visible.

Il était plus de 2 h 00 du matin à Cornwall, aux limites ontariennes, lorsque nous nous sommes arrêtés pour mettre de l'essence dans une station « avec service ». Un jeune homme est venu faire le plein et il a jeté un regard à travers la vitre du véhicule ; nos vitres étant teintées, il ne voyait rien. Cependant, lorsque Justin a ouvert la portière pour aller payer, le gamin a « VU » qu'on transportait un MORT dans notre fourgon.

Le jeune homme ne devait pas comprendre le français, sinon il aurait vu la raison sociale inscrite sur notre véhicule, pourtant bien identifié « maison funéraire ». Justin a payé avec la carte de crédit de la compagnie, pourtant.

Nous avons repris la route et à notre arrivée, un autre décès nous attendait. Pendant que je rencontrais la deuxième famille, le téléphone sonna et je répondis « Maison Funéraire Napoléon Lambert & Fils, bonjour. » La personne à l'autre bout du fil me dit : « Pardon ? » J'ai dû répéter et alors j'entendis : « Ah, les maudits Anglais, ils sont donc ben écartés. » J'ai demandé à qui je parlais et je me suis fait répondre « Constable X, de la Sûreté du Québec. Il y a un mandat d'arrêt contre vous en Ontario parce que vous transportiez quelqu'un de mort. »

« Une chance, madame, qu'ils ne vous ont pas rattrapés, ils ont couru après vous jusqu'à Montréal. Grâce à votre carte de crédit, ils ont pu vous retracer facilement. Pouvez-vous m'envoyer par fax les documents de décès et je m'occupe de leur faire comprendre leur erreur. » Aujourd'hui on en rit, mais cette journée-là, j'en avais des frissons. Que serait-il arrivé si effectivement, on nous avait arrêtés ? Nous avons donné la frousse à un gamin et je suis sûre qu'il s'en souviendra jusqu'à la fin de ses jours ; et nous donc !

Un cercueil troué au cimetière

Évidemment, il a fallu qu'elle pose le pied là où il ne fallait pas.

En plus de m'occuper de la maison funéraire, de la comptabilité et des fournisseurs, j'offrais le service de gravures et d'entretien des pierres tombales dans les cimetières. C'était toute une *job*! Il ne fallait pas se tromper, car c'était irréparable. Je devais identifier les monuments à faire graver, bien inscrire sur une feuille les lettres, chiffres et autres mots à inscrire, le type de lettres, avec ou sans peinture, etc., et suivre le graveur dans ses déplacements entre les divers villages que je desservais.

Un jour, alors que mon graveur venait d'arriver, j'allais lui montrer un monument lorsque mon pied s'est enfoncé jusqu'au genou dans la terre molle au coin d'un ancien lot. J'étais en talons hauts et en bas de nylon, et ce que je sentais autour de ma jambe n'était pas très intéressant, je vous jure. Vous pouvez imaginer tous les films d'horreur que vous avez vus; rien n'égale cette sensation de frayeur pure et simple. Je me suis si vite relevée de ce faux pas que mon soulier est demeuré bien enfoncé dans la terre, un mètre plus bas. N'allez surtout pas imaginer que j'ai mis ma main dans le trou pour aller le rechercher. Oubliez ça tout de suite; il y est encore, d'ailleurs.

La seule chose vraiment claire dont je me souvienne, c'est le rire cristallin et sans fin du graveur de monument qui se bidonnait tant et tellement qu'il a failli faire dans ses pantalons. Moi, je ne la trouvais pourtant pas si drôle. Oh que non!

Mon père, cet être mystérieux

PAPA, DANIEL, MON PÈRE. C'est difficile de vous le présenter, car même moi, je ne crois pas le connaître vraiment, du moins, pas profondément. Mon père est celui qui me prit dans ses bras lorsque j'étais bébé, qui s'est occupé de moi, m'a amenée chercher de l'eau de Pâques chaque année, avant le lever du soleil, celui qui m'a inculqué des valeurs d'amour, de foi, de respect des autres, mais avant toute chose, celui qui a su me donner les meilleures des valeurs : les valeurs familiales.

Il s'est toujours plu à nous dire que son nom avait une signification bien particulière : issu de l'hébreu «dan», *juger*, et «El», *Dieu*, Daniel signifie *Dieu m'a jugé*. Daniel est, dans la version chrétienne de la Bible, le dernier des grands prophètes de l'Ancien Testament. Ce prénom fut, dès les premiers siècles de notre ère, très répandu, y compris dans les pays slaves et plus particulièrement en Irlande et en Écosse. Les grands saints prénommés Daniel ne manquent pas : outre le prophète —celui qui fut jeté dans la fosse aux lions et en ressortit indemne —, on peut citer le stylite du Ve siècle qui vécut plus de quarante ans sur le faîte d'une colonne et n'en descendit que pour mourir. Donc, j'en conclus que mon père a sûrement hérité de qualités on ne peut plus spéciales : un caractère très fort et combatif (dans la fosse aux lions) et un entêtement certain, (quarante ans sur une colonne!).

Enfant, il a su me prendre sous son aile et me faire découvrir mille et un trucs fascinants, de la réparation d'un moteur à la conduite automobile en passant par l'installation d'une piscine jusqu'au plaisir de parler en tant que radioamatrice sur la bande publique, au code morse que nous avons tous les deux appris afin d'aller chercher notre permis de radio internationale. Pour une fille, c'était un peu spécial d'avoir un tel père. En plus d'être une personne mystique pour mes amies — car il était thanatologue —, il savait tout réparer et conduisait même des autobus scolaires.

C'est avec lui que j'ai découvert la mort, mais aussi la vie. Nous avions un immense jardin où, tous les ans, il plantait de magnifiques plants de tomates, piments, concombres, courges, fèves, etc., avec maman, et il s'en occupait jalousement jusqu'au jour béni de la récolte. Oh, comme il était fier lorsqu'il nous servait «ses» tomates de son jardin. Le soir, si une fringale se présentait, lui et moi nous faisions alors un superbe sandwich grillé aux tomates avec de la salade et de la mayonnaise, mais avec beaucoup de poivre aussi. Je me souviens également avoir fait griller du blé d'Inde enveloppé dans du papier d'aluminium à même les braises et les cendres de notre foyer en pierre des champs. C'était une joie de découvrir que j'avais un père jeune et qui était très imaginatif, contrairement aux parents de mes amis.

Puis, les années ont passé et toujours il fut là pour moi, malgré la maladie. Lors de mes nombreux déménagements, je pouvais toujours compter sur lui. Malgré le mal qui le rongeait de l'intérieur, il a su être un père présent pour moi, me donnant le peu d'énergie qu'il possédait parfois.

Lorsque je fus en âge de décider ce que je voudrais faire dans la vie, il s'est toutefois empressé de me décourager à continuer en thanatologie, me disant alors sur un ton ferme et sans équivoque : «Ce n'est pas un travail pour une femme.» Voilà, il venait de piquer ma corde sensible. Me dire que je ne serais pas capable d'effectuer un travail que j'adorais simplement parce que j'étais une femme! Pourtant, j'étais de forte constitution physique, j'en avais vu des vertes et des pas mûres déjà, alors pourquoi me disait-il cela maintenant?

Ce n'est que très récemment que j'ai cru découvrir ce qui se cachait au fond de cette peur qu'il avait que je suive ses traces dans l'entreprise funéraire. Il était le deuxième fils de Napoléon et de Lucy, le premier, Patrick, ayant été envoyé aux hautes études afin de devenir professeur de chimie au niveau collégial. Papa Daniel se retrouva à Montréal à suivre des cours à l'Institut Teccart, ce qui le comblait de joie, aimant tout ce qui avait trait à l'électronique, aux pièces à réparer, aux fines soudures, aux principes électriques, etc. Plus tard, mon grand-père Napoléon lui demanda de faire son cours en thanatologie au Collège de Rosemont à Montréal et d'y effectuer des stages afin de parfaire ses connaissances en embaumement. Je crois que mon père était beaucoup plus attiré par l'électronique que par les morts, mais par respect pour son père et en bon enfant obéissant, il s'est dirigé vers la voie que son père lui dictait. Que je veuille alors suivre ses traces en embaumement le dépassa sûrement. Comment pouvais-je VOULOIR devenir thanatologue alors que lui y avait été «obligé»? Je comprends donc mieux aujourd'hui les motivations qui l'habitaient alors, vers les années 1985, ajoutant à ceci qu'il commençait à être sérieusement malade.

Puis, les années ont passé et j'ai choisi d'étudier en lettres et en langues, car c'était une passion certaine pour moi. J'ai ensuite voulu revenir à la thanatologie, mais encore là, même réponse de la part de mon paternel.

Ce ne sera qu'en 1997 que je pourrai enfin réaliser mon rêve de devenir propriétaire de l'entreprise familiale. À ce moment, il sera fier de moi et me le fera sentir. Toutes les funérailles que je dirigeais le rendaient de plus en plus fier de moi. Il aimait la façon dont je prenais grand soin des gens, une manière plus «féminine» de traiter avec la mort, une attitude plus douce encore que celle qu'il avait envers les personnes endeuillées qui nous faisaient confiance en nous laissant leurs êtres chers décédés. J'ai su dernièrement qu'il posait des questions aux gens derrière moi et que fièrement, il leur disait: «C'est MA fille, ça, c'est ma fille qui dirige les funérailles.» Ça me fait chaud au cœur de le savoir, mais ô combien j'aurais aimé être au courant dans ce temps-là. Toutefois, comme il me le disait si souvent: «Mieux vaut tard qu'en corbillard»!

Suite au décès de ma mère en 1998, mon père s'est remarié à Micheline Demers, une femme originaire de Lyster, dans la région des Bois-Francs. Il est heureux, toujours en vie malgré les vingt-deux années de chimiothérapie quotidiennement. Il vient de s'acheter un immense motorisé, a déménagé dans un plus petit appartement et prend la vie du bon côté. Cet hiver, il se promet de se reposer pour prendre la route au printemps à bord de son «rêve» sur roues pour visiter le Québec et le Canada. C'est un exemple pour moi, car ça me prouve que malgré le cancer en héritage, j'ai la moitié de ma mère et la moitié de mon père, et je mise énormément sur ce dernier 50 pour cent afin de m'en sortir, tout comme lui s'en est sorti. Merci, papa, de ton appui depuis tant d'années, et merci de cette combativité irlandaise que tu as su me léguer en héritage.

Mes frères

J'ai été enfant unique quelques années et je crois bien que j'ai su en profiter au maximum. Puis vint, en 1972, mon petit frère Jean-François. Il était secret, délicat, intelligent et me suivait partout où j'allais. Il a fait partie de mes jeux avec Marie pendant toute mon enfance, car des amis de son âge, il n'y en avait pas beaucoup autour de chez noùs.

Jean-François réussit tout ce qu'il entreprit dans sa vie, tant au niveau académique, où il performa de façon exceptionnelle, que dans sa vie privée. Nous avons passé notre adolescence côte à côte et malgré nos nombreuses disputes frère-sœur, il n'en reste pas moins que ce fut un excellent ami pour moi. Lorsque nous avons eu l'âge de sortir dans les bars, c'est ensemble que nous y allions. J'ai connu ses amis, il a connu les miens; et une fois à l'université, c'est ensemble que nous sommes allés habiter à Outremont, sur l'île de Montréal, dans un immense 5 pièces et demi avec un autre copain, Sébastien.

Il a connu sa femme quelques semaines avant que je connaisse mon époux; nous avons eu un chemin de vie assez similaire et toujours nous étions ensemble dans les épreuves de la vie, comme la maladie de nos parents dont nous discutions parfois. Il était toutefois difficile pour nous de connaître la vraie réalité de la maladie, son vrai visage. En fait, c'est plutôt notre plus jeune frère Étienne, né en 1980, qui pouvait le plus en témoigner, car il vivait à la maison paternelle en permanence.

Étienne, mon bébé, celui dont ma mère et mon père n'attendaient plus l'arrivée. Maman avait 38 ans à sa naissance. J'en ai pris soin comme la prunelle de mes yeux, visionnant même toutes les émissions de *Passe-Partout* à Télé-Québec, avec lui, l'amenant glisser, pêcher, jouer dehors. J'ai partagé sa jeunesse jusqu'à ce que je parte de la maison. Nous avions douze ans de différence; j'ai donc vécu avec lui près de cinq ans à la maison familiale avant de partir pour le cégep.

Jean-François, quant à lui, vécut avec Étienne pendant plus de huit ans. Étienne était un « petit clown » très intelligent. Il était bien avancé pour son âge et faisait également la fierté de mes parents. C'était et c'est encore une personne tendre et à l'écoute des autres, attentif et passionné. Il est présentement au Consulat canadien à Tokyo et y travaille comme interprète avec son épouse Erin. Dans le fond, Étienne a réalisé le rêve que je chérissais le plus au monde, devenir traductrice ou interprète. Je suis fière de lui, fière de ce qu'il accomplit, et j'espère qu'il se réalise pleinement, c'est tellement important. J'ai été choyée de le recevoir à quelques occasions cet été alors qu'il a pris des vacances au Québec. Les enfants ont eu le bonheur d'apprendre à mieux le connaître et même de déguster quelques friandises japonaises qu'il nous avait rapportées. Je peux affirmer sans peur de me tromper que son passage laissa à jamais une marque indélébile dans nos cœurs et que cette marque porte la couleur de l'amour filial profond. Merci, Étienne, pour ta présence.

Jean-François, quant à lui, a décidé, après sa formation universitaire, de joindre les rangs de l'armée canadienne, et il est présentement basé à Ottawa où il est musicien dans le Royal 22e Régiment. Je ne connais pas son grade, mais je sais toutefois qu'il est officier. Moi et les grades, je n'ai jamais pris le temps de bien comprendre les méandres de ces qualificatifs et je m'en excuse. Jean-François est marié avec Josiane Boily, originaire de l'île d'Orléans, et ils ont deux magnifiques enfants, William et Ann-Florence, qui font leur fierté. J'ai eu le bonheur de les rencontrer cet été lors d'un de leurs passages à Saint-Patrice. Nous avons partagé un bon déjeuner et on s'est rappelé d'heureux souvenirs. C'est un moment que je garde bien au fond de mon cœur dans un écrin de velours. Je chéris ces visites comme des cadeaux du ciel, car elles me confirment que ce que l'on a de plus précieux au monde, c'est notre famille, peu importe les difficultés et les embûches. Une famille, c'est solide comme le roc. Merci, chers frères, d'avoir eu la gentillesse de venir me voir. Je vous aime tendrement.

Mes expériences ésotériques

Certains seront sceptiques en lisant ces lignes. Pourtant, Nancy n'a rien d'une exaltée ; elle vous raconte ce qu'elle a vécu en toute simplicité.

JE VIENS DE VOUS LIVRER MA VIE SANS RETENUE, et pourtant, j'ai hésité avant de vous présenter ce chapitre. L'ésotérisme n'est pas toujours facile à aborder. C'est au point où j'ai failli l'omettre. Pourtant, cela a fait partie intégrante de ma vie. J'y ai été confrontée bien malgré moi depuis l'âge de deux ou trois ans, à ce que je sache.

Je crois sincèrement qu'il y a un mur qui sépare ceux qui croient que les fantômes et les esprits existent vraiment, et ceux qui n'y croient pas du tout. Il y a toutefois de plus en plus de gens qui tentent de demeurer en équilibre sur le mur. Croire ou ne pas croire ? Aux esprits, aux fantômes, aux anges, aux êtres de Lumière…

Certains passeront leur vie à se questionner, attendant de voir de leurs yeux une manifestation, une preuve hors de tout doute raisonnable, des vidéos ou des enregistrements. Ils sont friands d'émissions telles que *Chasseurs de fantômes*, *Lieux les plus hantés*, *Médium*, etc.

De quel côté du mur êtes-vous ? Êtes-vous de ceux qui oseront sauter par-dessus ce dernier ? Pour ma part, j'ai toujours été du côté des croyants en matière de parapsychologie, ayant été élevée dans des circonstances telles que je n'avais pas besoin d'évidences visuelles ou tactiles pour croire, bien que j'aie eu connaissance de certaines choses que je vous explique plus loin.

Je crois fermement aux esprits, au pouvoir qu'ils ont sur nos vies terrestres. J'ai toujours été à l'affût d'apprendre ce que d'autres ont pu vivre qui pouvait s'apparenter à mes propres expériences.

Du plus loin que je me souvienne, ce sont des sensations de déjà vu qui faisaient partie de ma vie quotidienne. Par la suite vinrent les appels téléphoniques où je disais à mes parents, avant même que ne sonne le téléphone, qui appellerait et pourquoi. Souvent, j'avais des visions et ça devenait de plus en plus fort. J'en parlais à mes parents. Mon père me croyait, mais ma mère me disait que c'était dû en majorité à ma trop grande imagination, ce qui me peinait beaucoup.

Réfléchissant alors au fait que peut-être il y avait une vie après la mort, et essayant de comprendre ce qui me différenciait des autres membres de ma famille, j'ai commencé à penser à la mort et encore plus à ma mort. Comme mon père et mon grand-père étaient des embaumeurs et des directeurs de funérailles, il n'y avait pas meilleure place au monde pour expérimenter de nouvelles expériences et aider ceux qui étaient dans le besoin, autant les vivants que les trépassés.

Depuis l'âge de 2 ans, j'ai des contacts avec les âmes des morts. Je dois préciser que cette médiumnité est quelque chose de familial que je tiens sans doute de mon père ou de ma tante Jeanne-Mance, la voyante dont je vous ai parlé plus tôt.

On m'a raconté une expérience que j'aurais vécue à l'âge de trois ans environ. Voilà qu'un soir, mon père recevait un homme et une femme de notre village pour une séance de Ouija. Ce couple venait de perdre ce qu'ils avaient de plus précieux au monde : leur bébé. Ils vinrent consulter mon père qui était reconnu comme médium. Papa tenta avec peu de succès de dialoguer avec le bébé, mort quelques jours auparavant d'une foudroyante maladie. Mon père pouvait voir l'enfant, mais il ne pouvait dialoguer avec son âme assez longtemps pour comprendre ce qu'il disait. Il est venu me réveiller et m'a amenée dans son bureau.

Dès que je me suis approchée de la table, semble-t-il que je suis immédiatement entrée en contact avec la jeune âme et j'ai pu, malgré mon peu de vocabulaire, expliquer aux parents que l'âme de leur bébé avait choisi de partir, qu'il les aimait tendrement et de ne plus pleurer son départ, qu'il était bien où il était. On me dit que depuis, ces gens ont pu refaire leur vie et réapprendre à être heureux en sachant que leur bébé était bien là où il était.

Je n'ai jamais eu peur des esprits. Bien au contraire, ils me rassuraient très souvent et m'aidaient à m'endormir le soir. Ils sont devenus très vite mes amis et m'ont toujours entourée durant mon enfance et mon adolescence. Leur apaisement incessant m'a permis de rester optimiste et de rechercher en tout temps la paix intérieure.

À l'âge de 7 ou 8 ans, mes nuits étaient peuplées de visiteurs nocturnes revêtant la forme de sphères entourées de halos de lumière diffuse. Ces boules de lumière de la grosseur d'un pamplemousse se promenaient au-dessus de mes pieds. J'étais allongée dans mon lit, je ne bougeais plus, j'avais le souffle court, j'avais chaud, j'avais peur, mais en même temps, j'étais très excitée à l'idée de vivre un tel moment. Les boules de lumière se déplaçaient très lentement, formant comme une danse magique ; c'est ainsi que j'expliquerais leurs mouvements. J'avais parfois très peur de ces visites non désirées ; mais pour aller me réfugier dans la chambre de mes parents, il aurait fallu que je passe à travers ces choses inconnues. Je trouvais plus prudent de me blottir sous la couverture.

Ces manifestations se produisaient en général vers 3 h 00 ou 4 h 00 du matin et c'était toujours relié au fait que mon père avait un corps juste en dessous de ma chambre, dans la salle d'embaumement.

Il y avait aussi ces moments où, en revenant de l'école avec ma meilleure amie Marie, je lui disais : « Papa a un mort. » Elle disait : « Comment tu fais pour savoir ça ? » Je répondais : « Je le sais, je le sens. » Et en rentrant dans la maison pour dîner, je demandais à maman : « Pis, qui est le mort ? » Elle me nommait la personne qui venait de décéder. Ça l'énervait tellement de voir que je savais des choses. J'avais à peu près huit ans, à cette époque.

Je peux dire aussi que je priais beaucoup et j'en arrivais à élever mon cœur, mon âme. Je ressentais une présence qui venait habiter ma chambre. Je n'étais pas effrayée. C'était pour moi la rencontre des âmes des personnes décédées.

Bien des années plus tard, à travers mes expériences, j'ai pu ressentir le passage lumineux que les âmes empruntent lors de leur venue jusqu'à nous, et servir ainsi de guide par la suite aux âmes perdues qui ne trouvent pas la Lumière.

C'est avec respect et un peu de crainte que je me suis mise à la disposition des âmes comme passeur d'âmes. Ma vision de l'après-vie et de l'éternité en fut chamboulée, il va sans dire.

Ayant contribué à plusieurs reprises au cheminement d'une âme, la mort est pour moi un simple passage vers un autre univers, un monde parallèle.

Parvenue à l'âge adulte, j'ai aussi vécu des moments dits bizarres. Un jour, en allant faire des funérailles dans le village voisin, j'ai eu la visite d'une âme.

Je conduisais mon corbillard et, à un tournant très prononcé, un orignal s'est présenté en plein milieu du chemin, me barrant le passage. J'ai dû arrêter complètement mon véhicule, et cet arrêt dura un bon cinq minutes. Pendant ce temps, tout ce qui se passa est flou dans mon esprit. Toutefois, l'orignal et moi sommes demeurés totalement immobiles, yeux dans les yeux, âme à âme, oserais-je dire. Puis, l'animal est reparti tout doucement.

Arrivée au salon funéraire, la famille de M. Martineau m'attendait. Je me suis alors dirigée vers la veuve du défunt et je lui ai dit : « Il vous fait dire qu'il est bien, qu'il est heureux, de ne plus vous inquiéter, de ne plus avoir de peine pour lui, ça ira, il est dans la Lumière ! » J'appris alors que le défunt était un chasseur émérite. Sa famille et ses amis le reconnurent dans mon histoire. Cet homme adorait aller en forêt pour chasser, oui, mais aussi pour se ressourcer. Ils furent alors réconfortés et purent vivre leur deuil dans la sérénité et l'espoir.

Ce travail me mettait en contact avec tellement d'esprits et d'émotions que c'était très difficile pour moi de trouver le sommeil le soir.

En 1979, j'avais alors 11 ans ; dans la nuit qui suivit la mort de ma grand-mère paternelle à 3 h 00 du matin, la minuterie de la cuisinière électrique a retenti sans s'arrêter. J'entendais ma mère dire à mon père : « Vas-y, va arrêter la sonnerie, Daniel, j'ai trop peur. » Et mon père de répliquer : « Ben voyons donc, Florence, tu n'as pas à avoir peur, c'est ma mère qui vient nous dire au revoir, rien de plus. » Il faut dire que maman n'appréciait absolument pas ces visites nocturnes. Elle n'a jamais voulu croire aux esprits. Je ne sais pas aujourd'hui ce qu'elle en pense.

Il m'est arrivé souvent, par la suite, de faire des séances de Ouija avec mon père, seuls tous les deux. Nous parvenions à communiquer avec les défunts de la famille, parfois avec de grands personnages de l'Histoire, et plus particulièrement avec un esprit nommé Kathleen qui répondait allègrement à nos questions. Tout s'est toujours très bien déroulé jusqu'au moment où nous avons accueilli un esprit malin qui s'amusait avec nous. Nous l'avons démystifié et il s'est mis dans une telle colère qu'il a fait éclater le verre en mille morceaux. Il y en avait partout. Avant d'éclater, le verre faisait de grands cercles sur la table, allant de plus en plus vite sans qu'aucun de nous ne lui touche. Il tournait si rapidement que nous étions comme hypnotisés. Nous avons eu très peur et nous n'avons plus jamais refait de séances dans la maison.

Encore aujourd'hui, j'y repense avec frayeur. Il faut savoir que le Ouija n'est pas un jeu si innocent.

Dernièrement, il m'est arrivé un événement qui m'a un peu ébranlée.

Mon amie Judy vivait ses derniers moments ; le cancer ne lui avait laissé aucune chance. Quand je suis arrivée dans sa chambre, Judy dormait ; c'est alors que j'ai aperçu un personnage plutôt évanescent, une dame à ce qu'il m'a semblé. Elle mesurait au moins deux mètres de haut, toute blanche, penchée au-dessus du lit de Judy. C'était un être très doux, blanc immaculé, dont la forme irradiait, mais cette vision n'a duré que trois secondes à peu près, puis cela a disparu.

«Our yesterdays are our tomorrows» (Nos hiers sont nos demains)

LA PLUIE TOMBE TOUT DOUCEMENT SUR L'HERBE FRAÎCHEMENT COUPÉE, décorant ainsi chaque brin d'herbe de petites perles, laissant éclore de petites étoiles argentées. Je suis fascinée par les minuscules ondes laissées sur l'eau de la rivière Beaurivage par cette pluie automnale; ça sent bon, ça sent l'humus, les feuilles mortes humectées. Octobre : ma saison préférée entre toutes, la saison des couleurs, des senteurs, des luminosités un peu féériques. Il faut bien le dire. Octobre : mois des surprises aussi, car c'est bientôt mon anniversaire!

Mon 40e anniversaire, celui qui est supposé me marquer à vie, celui qui, me dit-on, est le plus difficile à accepter, à passer. Je suis bien contente d'y être enfin parvenue, car c'est l'anniversaire que je chéris le plus, puisque je suis vivante! Je «verrai» mes 40 ans, moi qui ne pensais jamais dépasser le 38. Alors, décorez mon parterre de flamands roses, de grenouilles géantes et de pancartes «Klaxonnez, Nancy a 40 ans» si le cœur vous en dit, j'irai vous aider, car je suis heureuse d'être en vie!

Malgré tout, je me sens un peu nerveuse. Nerveuse de quoi, me direz-vous? Moi qui suis à la maison tous les jours, moi qui ne fais rien de mes journées sauf flatter mon chien? Détrompez-vous immédiatement, je suis en pleine guérison et ça demande toute mon énergie. Chaque matin, je me lève et je remercie Dieu pour les bienfaits qu'il m'a donnés; chaque matin, je remercie pour au moins cinq belles choses qui me comblent, et le lendemain, j'en trouve cinq autres. Remerciez-vous le ciel pour votre santé? Vous devriez. Je suis donc un peu nerveuse, car je prépare le voyage initiatique de ma vie, LE voyage comme on dit, et j'ai peur de ne pas être capable d'y aller. J'ai peur que ma santé me joue des tours, j'ai peur de m'ennuyer de mes enfants et de Justin, j'ai peur de ne pas être une bonne compagne de voyage pour mon amie qui m'accompagnera. Finalement, je dois me raisonner, car j'ai peur d'avoir peur et ce n'est pas bon du tout pour moi.

Je partirai pour l'Irlande-la-verte, l'île d'Émeraude, la terre de mes ancêtres, là où l'essence même de ma vie m'attire, m'appelle. Je suis fébrile, ma valise est presque prête, n'y manque que ce dont je me sers chaque jour. Chanceuse, privilégiée, oui. C'est vrai, car j'ai une amie extraordinaire qui pense à moi et qui a tenu sa promesse, celle de m'amener avec elle dans ce voyage mystique : Élizabeth MacDonald Bernier, fille de Kathleen MacDonald de Cushendun, Irlande du Nord, une vraie de vraie. Une fille authentique, une âme pure et une âme déterminée également.

Pendant ce voyage, elle sera un peu mon mentor, ma mère, mon amie, ma sœur d'âme. Je sais qu'elle prendra grand soin de moi ; je n'ai pas d'inquiétude à ce niveau, mais je sais aussi qu'elle me confrontera à moi-même à plusieurs reprises. Je passe mes journées à lire sur Internet : je cherche les châteaux hantés, la signification de la Wicca, je lis sur les légendes irlandaises et aussi sur ses histoires invraisemblables, les farfadets, les lutins, les esprits, les sorcières, les druides, les dolmens, les tombes néolithiques. En fait, je lis sur tout ce qui se dessinera sur notre route au cours de ces dix jours de pure magie. Ce que je recherche ? La guérison. La guérison de l'âme et aussi du corps. Je ne demande pas beaucoup, seulement de pouvoir mettre mes pieds sur l'herbe tendre des vallées irlandaises, de caresser les moutons, de regarder aussi loin que mon regard peut porter sur l'océan Atlantique, de humer la brise matinale sur le bord de la plage, de marcher pieds nus dans l'eau cristalline des lacs du milieu. (Évidemment, pour ce qui est de marcher dans les lacs en octobre… on verra.) Je ne sais pas si ma santé me permettra de tout accomplir tel que mes rêves l'imaginent, mais bon, si on ne rêve pas, la vie serait d'une telle platitude et la mienne ne l'a jamais été, alors rêvons ensemble.

Justin doit se sentir tellement impuissant, mais en même temps heureux pour moi, j'en suis certaine. Il sait combien je tiens à ce voyage. Et puis, je suis désireuse de montrer à mes enfants que dans la vie, il faut toujours poursuivre des rêves. Aussi, je suis une femme qui agit, qui bouge, qui ne reste pas assise sur son pauvre sort à pleurer comme une Madeleine. J'ai des valeurs et je les leur transmets ainsi.

Mon itinéraire est bien rempli, mais en même temps, j'ai laissé de grands vides afin qu'Élizabeth et moi puissions vivre au jour le jour la vie des Irlandais. Regarder les oiseaux dans les bosquets près des falaises, humer l'air salin, faire un tour de chaloupe sur le loch Allen, pourquoi pas. J'ai le goût d'entendre du pipeau, des chanteurs, des conteurs, du violon, des bardes, des danses, des farandoles; j'ai le goût de rire à m'en tordre le ventre, j'ai le goût de vivre. J'ai tellement le goût de vivre que j'ai peur de manquer d'air tellement je vais respirer à pleins poumons l'air d'Irlande. Même la pluie qui fera sans doute partie du voyage me semblera différente de celle de Saint-Patrice.

J'ai hâte de parler avec les gens, d'apprendre à les connaître, de m'en faire de nouveaux amis, de me laisser découvrir aussi par eux qui, dit-on, sont d'éternels curieux. J'aurai la chance inouïe de connaître la famille d'Élizabeth pendant quelques jours, de «vrais» Irlandais, rien à voir avec ceux qui nous prennent pour des touristes et en profitent. Je sais qu'on fait la même chose ici, dans le Vieux-Québec, avec les touristes américains. Je ne veux pas découvrir cette Irlande touristique; j'ai envie de découvrir tout ce qui n'est pas dit, tout ce qui s'y cache, la «Hidden Ireland», l'Irlande cachée.

Je suis persuadée qu'avec la voiture que nous avons louée, nous découvrirons des merveilles à chaque tournant de route, même s'il faut conduire à gauche. Je me promets de prendre d'innombrables photos, de décrire ce que nous vivons chaque jour sur mon dictaphone pour ensuite pouvoir créer un album souvenir digne du voyage féérique que j'aurai fait. J'ai hâte, je suis fébrile, mais en même temps paisible. Mon âme *sait* que là-bas, je vivrai de grands moments de paix, de solitude et de félicité. Mon âme *sait* que c'est là que je guérirai.

L'Irlande, terre de mes rêves

JE ME SUIS SOUVENT DEMANDÉ de quelle façon j'allais réagir à ce départ, un vrai départ, ce 11 octobre dont j'ai tant rêvé. Cette journée-là, je la voulais tellement belle, tellement parfaite, que j'ai demandé à Justin de venir me reconduire chez Élizabeth afin que nous puissions finir ses valises et partir ensemble pour l'aéroport.

Ce voyage féérique en Irlande, c'est mon rêve, mais c'est aussi celui de mon amie Babou (Élizabeth), car sa mère est née à Cushendun, en Irlande du Nord. Elle a visité l'île d'Émeraude à trois reprises depuis sa naissance, voyageant avec ses parents et visitant ses grands-parents et sa famille qui y demeuraient. Pour elle, c'était vraiment un retour aux sources; pour moi, c'était la recherche de cette source, de cette terre mère.

Ça coûte cher, aller en Irlande. Je n'en croyais pas mes oreilles quand Élizabeth m'a offert d'aller avec elle. Elle payait le voyage et toutes les dépenses. J'étais gênée. Mais elle me rassura et me dit qu'un jour, elle m'avait fait la promesse de m'y amener et qu'aujourd'hui, elle tenait cette promesse. WOW! Élizabeth travaille pour une entreprise de grande envergure et elle y occupe un poste important aux ventes internationales. Elle doit voyager très souvent et accumule ainsi des milles Aéroplan qui lui ont servi à payer mon voyage. Reste tout de même que je suis choyée et bien gâtée d'avoir une amie telle qu'Élizabeth MacDonald Bernier.

Nous sommes parties de Québec en direction de Toronto où nous avons dû attendre un tout petit peu dans un salon V.I.P., gracieuseté d'Élizabeth, membre du Club de la Feuille d'Érable d'Air Canada. Élizabeth avait pris la peine de réserver un gros transporteur pour la traversée de l'Atlantique. Nous sommes arrivées devant la porte d'embarquement et nous nous sommes fait dire que l'avion avait été changé pour un plus petit, rempli à pleine capacité de toutes sortes de gens, parfois un peu différents tant par leurs façons d'être que par leurs odeurs corporelles.

Nous étions assises l'une près de l'autre, une chance. Nous avons dormi en alternance, nous laissant dorloter par le personnel d'Air Canada qui était aux petits soins pour nous tous. Tant mieux, car j'ai trouvé le voyage très long, j'avais tellement hâte d'apercevoir l'Irlande, puisque nous passions au-dessus en direction de Londres. Malheureusement, il faisait encore nuit. J'allais devoir attendre encore un peu.

Une fois à Londres, nous n'avons pas eu le temps de nous reposer, il a fallut aller prendre l'avion pour Belfast tout de suite. Enfin, un peu de confort! Des bancs plus larges, de l'air conditionné directionnel (j'ai eu tellement chaud, la ménopause…), nous avons même pu nous asseoir chacune dans un banc sans se déranger. Décollage, le dernier. Une heure quinze de vol, c'est rien, ça. Je guettais, par le hublot, un morceau de terre, quelque chose. Je m'en suis fatiguée les yeux tellement j'avais hâte de voir MA terre d'Irlande, quand tout à coup, je l'ai aperçue. Qu'elle était belle, verdoyante, ondulée, mais en même temps escarpée. Bientôt, je pourrais fouler le sol de ce rêve. J'étais tellement énervée, je riais, je pleurais, je n'arrêtais pas de parler. Élizabeth me regardait en souriant, comprenant fort bien mon excitation.

Au premier abord, je fus déçue par la ville de Belfast. Il faut dire que c'est une ville très industrielle et que je n'étais pas, à l'avance, attirée par cette dernière. Mais bon, j'avais hâte de me coucher dans un bon lit et de dormir un peu, car s'il était 14 h 00 en Irlande, en fait, il était 9 h 00 au Québec; nous avions voyagé de nuit, donc mon corps avait absorbé beaucoup plus de fatigue que je ne l'avais prévu. Nous avons donc dormi au Jury's Inn de Belfast, chacune dans notre chambre; le lendemain, nous étions prêtes à partir explorer l'Irlande du Nord. Après une mésaventure avec la compagnie de location, nous avons pris le large au volant d'une belle grosse Chrysler 300, automatique. Les routes sont étroites en Irlande et le véhicule était un mastodonte. Nous étions paniquées à l'idée d'affronter les routes sinueuses du bord de la mer avec cette carcasse. Élizabeth fut d'un calme incroyable et son expérience paya.

Destination : Cushendun, village natal de la mère d'Élizabeth. Pour s'y rendre : le *scenic road* (la route panoramique) et nous avons été servies à souhait. J'avais le souffle coupé par tant de splendeur, la mer, cette mer d'Irlande qui a probablement bercé les rêves de mes ancêtres, leurs peines et leurs victoires aussi. Je les imaginais naviguant sur ses flots argentés.

La route nous mena à bon port : un chaleureux accueil nous attendait chez Bernie et Angela, les cousins d'Élizabeth, qui demeurent dans une magnifique résidence de plusieurs chambres. Quelle ne fut pas ma surprise lorsque je vis notre chambre : deux lits confortables, agrémentés de serviettes roulées et de toutes les petites douceurs que l'on retrouve habituellement dans une chambre d'hôtel de grand luxe. Je n'en revenais pas. Nous serions toutes les deux seules pendant plus de huit jours dans cette superbe maison.

Ses cousins mariaient leur fille à Londres et devaient quitter l'Irlande le lendemain pour ne revenir que huit jours plus tard. Nous avions la maison à nous toutes seules ; je l'adoptai immédiatement. Je suis certaine que d'avoir eu cette résidence à notre disposition fut pour moi une bénédiction. Je pus vraiment me reposer, pas de valises à transporter chaque jour, moins de mal de dos, moins de possibilités de faire une hernie discale, ma plus grande peur cachée.

Ma plus grande découverte ? Le thé ! J'y fus initiée par la famille d'Élizabeth : un bon thé ébouillanté, du lait et du sucre. Je fus séduite par ce mélange des dieux, léger et combien apaisant. Je me suis promis d'en abuser une fois rendue à la maison au Québec.

Le lendemain matin, Bernie avait un peu de temps à nous consacrer et il nous amena à Carrick-a-redee, un pont de corde qui traverse deux falaises, à plus de 18 mètres au-dessus de la mer déchaînée. Trois kilomètres de marche avant de s'y rendre et trois kilomètres de marche pour revenir ; j'étais prête à le faire, j'étais en forme, je voulais tout savoir, tout voir, je posais d'interminables questions et lui riait en répondant. Ce soir-là, après un bon souper chez nos hôtes, Élizabeth et moi sommes allées marcher sur la plage de Cushendun : c'était un soir de pleine lune. Ce fut une soirée magique, une soirée que je ne pourrai jamais oublier. Il se passa un « je-ne-sais-quoi », j'étais fille de la terre, fille de la mer, fille du feu et de l'air, je me sentais appartenir à ce lieu, à cette terre, à cette énergie. Je me suis couchée ce soir-là en remerciant Dieu pour m'avoir permis de vivre de tels moments grâce à Élizabeth.

Il y avait tellement à découvrir, chaque matin nous apportant un paysage à couper le souffle; nous étions accueillies par les Glens, ces magnifiques montagnes souvent chantées par les Irlandais, notamment dans la chanson préférée de mon père : *Oh Danny Boy*. Je désirais visiter une usine de whisky irlandais et Élizabeth également. Nous sommes donc allées à Bushmills et avons eu le bonheur de visiter les lieux, mais également de goûter à de merveilleux élixirs dorés datant de 10, 20 et 30 ans. Ce fut un moment unique, drôle et charmant. J'avais un peu peur de vivre avec Élizabeth pendant plus de deux semaines, mais je voyais comment elle était respectueuse de ma bulle et moi de la sienne, comment elle était attentionnée et intelligente; je n'avais plus aucun doute, seulement des fous rires et des larmes de bonheur que nous partagions au fil de nos découvertes irlandaises.

Au retour, elle me fit découvrir le pub où sa mère l'amenait lorsqu'elle était petite : le *Mary McBride's Pub*. Ce pub était unique, situé près d'un ancien pont de pierres usées par les marées et de la marina où se baignaient de gracieux cygnes blancs. Cette femme avait tenu la barre de son pub jusqu'à son décès, à 92 ans. Il ne m'en fallait pas plus pour que je me mette immédiatement à rêver à mon prochain livre. Oui. J'avais tous les ingrédients, tous les détails nécessaires, je le voyais, ce livre, je le sentais, j'en ai parlé avec Élizabeth et c'est devant un bon feu dans l'âtre du pub, devant une Guinness pour moi et un verre de whisky pour elle, que nous avons fabulé sur l'histoire de mon prochain roman.

Rendues à la maison, elle m'interdit formellement de mettre un pied dans la cuisine; j'allai donc m'asseoir au salon et allumai un feu de tourbe (c'est très difficile lorsqu'on n'a pas les bons outils). Finalement, elle m'appela. Quelle ne fut pas ma surprise de voir une immense banderole «Happy 40th anniversary» (Joyeux 40e anniversaire), des ballons «40 years old» (40 ans) et une carte avec un petit paquet. C'était ma fête! Nous étions le 16 octobre et effectivement, il était passé minuit et je l'avais oublié. Elle avait pensé à tout. Où avait-elle pris le temps pour acheter tout ça sans que je ne m'en aperçoive, moi qui suis plus belette que belette? Elle m'offrit une croix celtique comme je n'aurais jamais osé m'offrir, la croix celtique que je désirais tant. Elle me la passa elle-même autour du cou; symboliquement, je me suis sentie comme un chevalier qui se fait nommer membre d'un ordre, tels les chevaliers de la Table ronde. J'étais enfant d'Irlande, j'étais baptisée par ma sœur de cœur, ma meilleure amie Élizabeth, celle qui était à l'origine de tout ce bonheur que je vivais, qui transpirait de tous mes pores. Une autre carte m'attendait sur le coin du comptoir : une carte de la famille Williamson (nos hôtes). Ils ne me connaissaient même pas et avaient pensé m'offrir une carte de fête. J'étais comblée et c'est avec émotion que j'ai appelé Justin et les enfants à la maison. Ils m'ont tous souhaité bonne fête et j'ai versé des larmes de bonheur. Nous nous sommes couchées heureuses et hantées par d'innombrables elfes, fées, druides et sorcières. Une danse magique nous transporta au pays des songes en quelques minutes.

Quarante ans : j'ai atteint cet âge et c'était pour moi un chiffre magique, un chiffre si lointain il y a deux ans et demi, alors que les pronostics me donnaient entre six mois et deux ans à vivre. Je les ai battus, ces chiffres! Je suis vi-van-te et j'ai 40 ans; j'aurais le goût de le crier à tue-tête sur tous les toits. Nous avons passé une journée magnifique pour ce jour spécial. Je me suis gâtée, je me suis offert deux bagues en argent et j'ai pris un café au Starbucks Coffee de Coleraine, une ville qui est située un peu plus loin dans les terres d'Irlande.

Je voulais voir un château en ruine. Élizabeth m'a donc conduite au Dunluce Castle; j'ai pris d'innombrables photos. La route nous a ensuite menées à Portrush, une ville portuaire où les vents sont très forts et les marées encore plus orageuses, j'en ai presque perdu ma perruque; Élizabeth riait tellement, mais tellement, que nous avons été obligées de nous trouver des toilettes au plus vite. Il y avait un bar près de l'eau et nous nous y sommes réfugiées. Quelle chaleur et quel accueil! Pat, le barman, un vieil homme de la mer, nous servit une Guinness et un whisky tout en alimentant son feu de charbon dans l'âtre, et il nous parla un peu de la vie ici.

Ce que j'ai le plus apprécié de mon voyage, je crois, c'est la possibilité que j'ai eue de parler directement avec les gens, ces gens de cœur, ces vrais Irlandais, ceux dont je rêvais de faire la connaissance. Mon anglais était assez étoffé pour alimenter et suivre une conversation animée, même si leur accent était parfois très difficile à comprendre.

Élizabeth m'offrit par la suite un souper de fête dont je me souviendrai encore longtemps, tant pour la qualité des mets que pour leur présentation. Les Thaïlandais ont cette qualité d'être des hôtes hors pair, de combler nos yeux et notre estomac en même temps. Que de belles photos j'ai prises dans ce restaurant sur le bord de la Black River ; dehors, l'air était doux, une fine pluie glissait sur les vitraux, les lumières de la rive opposée reflétaient sur l'eau, miroir de la nuit, miroir de mon âme en ce 16 octobre 2008.

La soirée était loin d'être terminée, ma fête serait encore plus féerique cette année. En effet, nous avions déniché une tireuse de thé pour nous lire la bonne aventure. Après avoir trouvé où était située sa résidence, grâce, dira-t-on, à la lune qui guida nos pas, nous sommes entrées. Accueil chaleureux par ses grands enfants et même sa petite-fille. Élizabeth passa la première et bientôt, ce fut mon tour.

J'étais nerveuse, car tout me rappelait ma tante Marie-Paule. Même la dame lui ressemblait physiquement : elle parlait de la même façon, tournait la tasse dans ses mains pour l'examiner de la même manière qu'elle. Je rêvais, j'avais une boule dans la gorge ; qu'allait-elle me dire ?

Elle débuta en me disant que j'avais de la difficulté à respirer. Que j'avais quelque chose au niveau du thorax qui m'empêchait de vivre ma vie, de respirer (mon cancer du sein côté gauche et les côtes qui y sont atteintes aussi). J'avais le souffle coupé, c'est le cas de le dire. Elle me dit toutefois qu'elle ne voyait pas de mort pour moi pour l'instant, que Dieu n'avait pas encore besoin de moi à ses côtés. Elle me dira aussi que je devrai passer d'innombrables examens à mon retour et que tout devrait bien se passer malgré tout, mais que la maladie (elle me dit que j'avais le cancer) était là pour rester, qu'il me faudrait me battre de toutes mes forces et surtout ne pas baisser les bras.

Je ressortis de là enchantée par l'expérience, mais un peu perplexe quant à mon avenir. C'est sûr que j'ai posé des questions sur mes enfants, mon époux, etc., mais j'étais comme sous le choc qu'elle ait pu déceler si facilement mon état. J'aimerais tellement avoir ce don de voyance. Le retour à la maison se fit dans l'excitation, car nous avions tellement de choses à nous raconter sur ce qu'elle nous avait dit ! Même une fois au lit, le babillage était de mise. Finalement, le sommeil nous surprit en pleine conversation.

Oh Danny Boy chanté par moi-même, virtuose non qualifiée, quoi de mieux pour réveiller Élizabeth-la-marmotte en ce beau matin ensoleillé du 17 octobre? Je pète littéralement le feu. Que m'arrive-t-il? Je prends mes médicaments aux bons moments, mais le mal d'os disparaît progressivement. Serait-ce le thé ou la magie irlandaise? Serait-ce le beau temps et les grands vents de la mer? Savez-vous qu'il a toujours fait soleil depuis notre arrivée et que quelques gouttes de pluie ici et là ont vite été dissipées par la volonté d'Élizabeth qui a su, en tout temps, m'affirmer que le soleil serait notre allié? Je l'ai crue et elle avait raison. Ce matin-là, nous sommes allées au cimetière de Cushendun afin de nous recueillir sur la tombe des grands-parents d'Élizabeth : des MacDonald de l'endroit. Afin de la laisser un peu seule, j'ai commencé à errer ici et là parmi les pierres tombales. J'ai toujours aimé me promener dans les cimetières, je m'y sens tellement en sécurité et en paix. Je me suis mise à regarder de plus près les inscriptions qui étaient gravées parfois à la main, parfois à l'aide d'instruments sur la pierre froide.

Une croix celtique particulièrement immense m'a attirée à elle; j'ai commencé à analyser les dessins qui y étaient gravés, partant du haut jusqu'au bas, et quelle ne fut pas ma surprise de déceler le nom «Allen» sur la pierre. Joseph-Arthur Allen – 1508. J'ai failli tomber à la renverse. Serait-ce possible que mon ancêtre ait traversé la mer d'Irlande et se soit installé ici-même à Cushendun, en provenance de l'Écosse que je pouvais voir de mes yeux nus, à quelque 20 miles marins au-delà du monticule où je me trouvais? Eh bien oui! Ce défunt portait le même nom que mon ancêtre : Joseph-Arthur Allen, qui fuit l'Irlande en 1808. Pourquoi tous ces chiffres se terminant par mon chiffre chanceux, le «8»? 1508 – 1808 – 2008.

Je ne voulais pas quitter l'Irlande sans avoir vu de mes yeux vu des cercles de pierres néolithiques, comme dans le livre de Diana Gabaldon. Je désirais sentir la vibration de ces pierres alignées, prier aussi et me recueillir pour l'âme de toutes les personnes décédées dans ma famille afin qu'elles trouvent la Lumière.

Nous sommes donc parties de bon matin, bien décidées à trouver le site de Beaghmore. Notre GPS, que nous avons surnommé Shannon, pour ne pas dire «Shut Up» (Tais-toi), nous a menées en bateau et nous a fait passer par des chemins probablement insoupçonnés de la majorité de la population du coin. C'était drôle, mais en même temps un peu paniquant pour moi ; j'étais la copilote qui n'avait pas l'air de savoir où elle allait.

Finalement, nous avons découvert des pancartes, mais il faisait nuit noire et nous n'avions même pas une lampe de poche. Nous étions alors en plein champ, le site étant situé loin de la grande route, et il n'y avait aucun lampadaire pour nous éclairer. Nous avons donc placé le véhicule afin que ses phares nous éclairent, mais peine perdue. Nous avons traversé la clôture et je me suis arrêtée un moment pour photographier la plaque explicative. J'avais la chienne, il faisait noir, c'était sans lune, lugubre même. Soudain, Élisabeth poussa un cri de mort. « J'en ai trouvé une ! Nancy ! Y a une roche ici. » En l'entendant crier, j'ai eu si peur que j'ai failli m'évanouir. Pour me rendre jusqu'à elle, j'ai dû photographier le gazon moi aussi pour que le flash éclaire nos pas. Je l'ai rejointe et j'ai VU le cercle de pierres ; j'étais fébrile, j'ai pris plusieurs photos des pierres et j'en ai aussi ramassé quelques-unes pour mes amies. J'ai senti toutefois que nous n'étions pas seules, et Élizabeth aussi. Nous avons eu l'impression d'être épiées, même s'il n'y avait pas âme qui vive à des kilomètres à la ronde. J'en ai encore des frissons rien qu'à l'écrire.

Nous sommes retournées à l'auto en photographiant encore une fois le gazon et la terre ; mais j'étais contente d'y être allée, malgré la peur de ce qui devait s'y trouver. Maintenant, je peux dire que je me suis retrouvée au centre d'un cercle de pierres tellement anciennes qu'on ne peut dire leur âge avec certitude. Je sais que des druides y pratiquaient la magie et que plusieurs d'entre eux sont enterrés sous ces pierres. J'y suis allée, moi, Nancy Lambert, malade du cancer du sein stade IV ; j'y suis allée. Je suis persuadée que ce Cercle Magique m'aura donné la force nécessaire pour affronter ce qui m'attend.

Il me restait encore des choses à réaliser, entre autres manger du mouton. Il ne m'en fallait pas plus pour proposer, dès le lendemain, d'aller au *Mary McBride's Pub* manger de l'Irish stew. J'ai dégusté sans doute le meilleur mouton de toute l'Irlande, toujours accompagné de ma Guinness bien brouteuse, fort appréciée. Une autre réalisation à cocher sur ma liste.

La date du retour approchait et il nous restait encore une chose à voir avant de quitter la région de Cushendun : Giant's Causeway. Une formation basaltique, donc volcanique, remplie de colonnes hexagonales purement naturelles. C'est impressionnant de régularité. Les colonnes s'imbriquent parfaitement et on se balade là-dessus, ne pouvant être qu'impressionnées. Au lieu de marcher tranquillement comme tout le monde à travers ces rochers, j'ai escaladé les murs de roche et j'ai monté aussi haut que je pouvais sans me casser la margoulette. Ma perruque volait au vent et Élizabeth prenait un vilain plaisir à me photographier sous tous les angles, et moi je riais, je riais tellement.

La météo annonçait une tempête de force 10 et les traversiers de la région demeuraient à quai tellement le vent soufflait fort ; adossée à des colonnes de pierres ancestrales, je riais à m'en sécher les dents. J'étais vivante, j'étais là, je réalisais mon rêve jusqu'au bout. Je suis redescendue près des vagues, la bruine ruisselait sur mon visage ; je goûtais l'air salin, je respirais l'odeur des algues. Debout devant les vagues en furie, je sentais mon corps vibrer d'une vigueur oubliée.

Toute bonne chose ayant une fin, et comme la tempête prenait de l'ampleur, nous sommes rentrées. Nous avons fait nos valises et un peu de ménage, car le lendemain, Angela et Bernie revenaient à la maison. Nous nous étions servies de leur demeure, c'était normal de leur rendre un chez-soi brillant de propreté, même si nous avions pris grand soin de ne rien déplacer et de laver notre vaisselle au fur et à mesure.

Si je devais définir ce que j'ai ressenti durant mon séjour en Irlande, je dirais que je me suis rendu compte que j'étais encore vivante, que j'étais en « reconstruction intérieure ». Et grâce à mon amie Élizabeth, j'ai pris conscience que je devais enlever mes lunettes roses et voir la vie telle qu'elle était, c'est-à-dire que la maladie prenait une trop grande place dans ma vie, que je devais désormais la remettre à sa place, cette maladie, lui donner le moins d'importance possible afin de profiter de chaque petit moment de bonheur qui passe. J'ai aussi compris que je devais tout faire pour m'entendre avec mon Justin, avancer à ses côtés ; il est mon meilleur allié dans ma lutte pour ma vie.

Nous revînmes jusqu'à Belfast où nous avons dormi dans un hôtel agréable. En après-midi, je me suis rendue seule au centre-ville de Belfast et j'ai pu découvrir cette ville magnifique qui fut victime de la trop grande violence entre des peuples de confessionnalité différente, à savoir les protestants et les catholiques.

Ma rencontre avec un ange

AU PRINTEMPS 2008, je recevais des traitements de chimiothérapie et je n'arrivais plus à tout faire dans la maison. J'ai dû faire appel à la Coopérative de Services et de Soins à domicile de la région de Chaudière-Appalaches. J'étais heureuse lorsqu'on m'annonça la venue d'une dame, Marie-Pierre Michaud. Comme elle était plus âgée que celles qui venaient ici d'habitude, j'étais nerveuse. Je craignais qu'elle trouve la maison sale et j'avais eu envie de faire un effort supplémentaire pour faire le ménage avant son arrivée, comme bien des gens paraît-il. Mais j'en fus incapable, la fatigue l'emportant sur le désir.

Marie-Pierre frappa à ma porte et fut accueillie comme il se doit par mon comité d'accueil officiel : ma petite chienne Pooky. Dès leurs premiers contacts, elles se plurent et devinrent amies à jamais. Pooky la suivait partout dans la maison alors que je tentais de lui expliquer quels travaux j'avais besoin qu'elle effectue pour moi. Encore aujourd'hui, quand Marie vient me visiter, elle doit d'abord passer par Pooky. Priorité oblige.

Je la regardais, je la scrutais et je sentais au fond de moi que je pouvais lui faire confiance, car, vous allez en rire, mais je savais que l'on s'était déjà connues dans une vie antérieure. Nous nous connaissions sans jamais nous être rencontrées auparavant. Je me sentais bien, tellement bien avec elle, que je me suis surprise à lui faire des confidences sur ma vie.

Je lui dis que j'étais malade et que je me battais pour ma vie. Marie était déjà au courant, l'agente de la coop le lui avait dit. Ma situation l'avait touchée : une jeune maman d'à peine 39 ans avec trois enfants qui fréquentaient l'école primaire. C'est pour cette raison qu'elle avait accepté le contrat, car habituellement, elle travaillait uniquement pour aider les gens de sa communauté, au village voisin.

Marie montra une capacité d'écoute assez extraordinaire, ses doux yeux sondant mon âme, et les miens, en retour, faisaient de même. Je dus me forcer pour ne pas parler avec elle de ma vie, car sinon, nous aurions passé les trois heures à discuter, car nous nous rejoignions tellement. Je me sentais accueillie par Marie, comprise et déjà aimée.

Je lui parlai de ma vie, du cancer qui me rongeait, mais également de mon ancien emploi comme thanatologue. Je vis alors briller dans ses yeux une lumière pleine de curiosité. Elle s'est assise et m'a écoutée raconter mes histoires rocambolesques, les embaumements à 11 ans, la maladie de mes parents, quelques accidents. Elle n'en revenait pas et me demanda pourquoi je n'avais jamais écrit tout ça.

C'est bizarre, la vie, car j'avais, quelques semaines auparavant, commencé à écrire mes mémoires. C'était un vieux rêve que d'écrire ma vie, un tourbillon incessant de vie et de mort, une vie bien remplie, une vie qui voulait se raconter.

J'ai trouvé en Marie une écoute attentive, l'œil critique et le cœur aimant d'une auteure que j'adore et en qui j'ai toute ma confiance. Elle a su me pousser au-delà de mes limites, croyant en moi et me donnant la petite tape dans le dos nécessaire si appréciée lorsqu'on est découragée. Elle m'a suivie à travers mes traitements de radiothérapie, l'ablation de mon utérus et de mes ovaires, mes traitements d'hormonothérapie, mais plus encore, elle m'a suivie dans mon voyage à travers mon passé, voyage extraordinaire où elle découvrait, au fil de mes textes, ma vie, ma vraie vie. Elle put ainsi découvrir qui était Nancy Lambert.

Nous nous sommes mises à écrire ensemble, puis Marie a cessé de venir travailler à la maison pour ne pas être en conflit avec son travail à la Coopérative de Services et de Soins à domicile. Ça aurait été trop facile de parler du livre au lieu de travailler; nous avions bien essayé, mais les pauses s'allongeaient. Au fil des jours et de l'écriture, je me suis surprise à aimer écrire et Marie m'y a encouragée de toutes ses forces.

J'ai également eu le plaisir de rencontrer son mari André, qui fait équipe avec Marie afin de recorriger mes textes. Je le remercie pour toute son énergie.

Marie est pour moi une bouée lorsque je sens que tout va mal et que j'ai peur. Son écoute, sa compréhension et son amitié me réconfortent également. Grâce à Marie, je me suis lancée à corps perdu dans mon passé pour reprendre mon envol. Merci, Marie, xx

Témoignages

Le papa et la maman de bébé Nicolas

Nos enfants sont ce que nous avons de plus précieux au monde. Nous nous sacrifirions pour eux, sans hésitation. Lorsque nous apprenons que notre enfant va mourir, tous nos rêves et croyances s'écroulent. Nous aimerions reculer le temps et revenir en arrière, mais c'est impossible. Nicolas a vécu seulement trois petits mois avec nous et nous avons voulu le mieux pour lui. Afin que Rose puisse voir son frère (les jeunes enfants sont interdit en pédiatrie) et afin de passer du temps avec Rose, nous avons décidé de garder Nicolas chez nous jusqu'à la fin. Nous avons été soutenus par plusieurs personnes (nos familles, médecins, pédiatres, infirmières, inhalothérapeutres). Grâce à tous ces bons soins, nous avons pu garder Nicolas et l'envelopper de notre amour. Avant sa mort, Daniel et moi avons donné la permission à Nicolas de s'en aller, ce qu'il fit quelques minutes plus tard. Bien que nous étions attristés, une certaines paix régnait autour de nous. Nos familles se sont jointes à nous et nous avons vécu ces derniers instants ensemble. Dès le premier appel, Nancy et Justin ont su nous rendre la tâche plus facile. Ils ont pris le temps de nous écouter et se sont mis à notre place. Nous savons que cela n'a pas été facile pour eux. Lorsqu'on parle de la mort d'un enfant, tout le monde est touché. Justin et Nancy, nous tenons à vous remercier du plus profond de notre coeur pour tout ce que vous avez fait pour nous. Nos deux familles ont été touchées par le drame et j'espère que vous avez su vous aussi rencontrer des gens aussi bons que vous. Je vous lève mon chapeau et sachez que nous sommes toujours avec vous en pensée.

Christine et Daniel

Les grands-parents de Nicolas, pères et mères de Daniel Drapeau

Nous savions que notre petit Nicolas (notre petit Papillon d'amour) nous quitterait, il n'y avait aucun espoir ; aussi chaque minute était un cadeau. Ses petits sourires nous chaviraient le cœur et dans ses beaux grands yeux qui nous regardaient passait tout l'amour de l'infini.

Ce jour-là, j'ai passé la journée avec eux. Pendant que Christine se reposait avec Rose, Daniel et moi veillions sur Nicolas ; j'ai demandé à Daniel s'il était prêt à laisser partir Nicolas, et après un très long silence, il m'a répondu oui.

Je les ai quittés vers 18 h 00. Daniel a posé la même question à Christine ; après réflexion, elle a répondu la même chose que Daniel. Durant la soirée, chacun à leur tour, ils ont donné la permission à Nicolas de s'en aller.

Nicolas est parti le soir même, peu avant 23 h 00.

Nous avons eu la chance de bercer notre petit Nicolas sans le rendre inconfortable, de l'embrasser… et curieusement, une grande sérénité flottait dans la maison. Bien sûr, les larmes inondaient nos joues, mais la paix apaisait notre cœur en émoi.

Quand Justin est arrivé, il a fallu laisser partir Nicolas. C'est avec douceur, délicatesse et respect que Justin a pris Nicolas ; il pleurait tout comme nous, et les larmes de Justin étaient plus réconfortantes que n'importe quelle parole.

Nancy, quant à elle, nous a enveloppés de sa voix chaleureuse, comprenant bien nos désirs et réalisant beaucoup plus que ce que nous lui demandions. C'est dans le respect, la compassion et l'ingénuosité que Nancy et Justin nous ont permis d'entamer la traversée de ce deuil.

En terminant, merci encore, vous avez dépassez de beaucoup le mandat de votre métier! J'admire chez vous deux le souci du détail. Quand nous vivons ces tristes moments, nous ne voyons pas tout ; c'est après que nous réalisons tout ce qui a été fait et passé sous silence.

Vous avez su, dans la dignité, prendre de jeunes parents sous votre aile, les aider, les guider. Vous vous êtes comportés comme une grande sœur et un grand frère envers Christine et Daniel. C'est le souvenir de cette grande générosité que nous garderons dans nos cœurs !

Merci !

Monique Boucher Drapeau

P.S. Nancy, le texte que vous avez écrit pour Nicolas est magnifique ! Grâce à votre livre, notre petit Nicolas laisse une trace de sa courte vie qui pourtant nous a tellement fait grandir et voir la vie sous un autre jour. Cela nous a aussi fait découvrir à quel point Christine, Daniel et Rose étaient courageux. Notre petite Rose, à ce moment, n'avait que deux ans et était pourtant raisonnable comme une grande.

Je voulais vous exprimer toute l'admiration et le respect que j'ai pour vous. Pour votre façon de continuer vous et votre famille. Paul et moi joignons le groupe de tous ceux qui pensent à vous et prient pour vous.

Merci encore pour tout.
Salutations à Justin.

Monique Boucher & Paul Drapeau

Témoignage de Jacqueline

Quel beau texte. J'ai vraiment revécu le décès de Nicolas. C'est toujours avec émotion que je me souviens qu'on nous a laissé du temps pour bercer notre petit Nicolas qui semblait dormir dans nos bras. Je me souviens de l'atmosphère qui régnait dans la maison. On sentait l'amour. On avait besoin de se serrer tous ensemble. Je me souviens très bien du moment où Justin est parti avec Nicolas. J'avais apprécié qu'il emmaillote notre petit bébé. Je me souviens très bien quand Nancy est venue nous montrer le petit cercueil. J'appréciais tous les efforts que Nancy et Justin faisaient pour adoucir notre peine. Ils nous ont aidés à traverser cette épreuve qu'est perdre un petit-fils, avec amour et respect de notre deuil. J'ai apprécié que Nancy ait permis à Christine, Daniel et Rose de dire un dernier adieu à Nicolas en le berçant. C'est un cœur de mère qui comprenait la peine que nous vivions. Merci, Nancy et Justin, pour tout ce que vous avez fait pour Christine, Daniel, Rose, et naturellement, Nicolas. Vous avez adouci notre peine et nous avez aidé à traverser ce deuil, par vos bons soins et votre approche. Nous sommes reconnaissants que vous ayez écouté votre cœur pour tous les bons gestes que vous avez posés dans cette dure épreuve. Merci, Nancy et Justin. Vous êtes des gens extraordinaires.

Lettre de Daniel Lambert à sa fille Nancy

La lettre de Daniel à Nancy fut transcrite telle qu'elle l'a reçue, de même que la réponse de Nancy à son père.

Nancy ma fille,

Conçue au début de l'année 1968 dans notre petite maison dans la prairie, tu as été attendue par Florence et moi pendant les derniers mois de la construction de notre belle maison.

Malgré le froid, nous étions collés tous les deux en attendant notre premier bébé tant désiré. Car à l'annonce de ta venue, la joie était dans nos cœurs. L'attente fut longue et pénible pour ta mère, car tu étais un gros bébé. Mais après un accouchement difficile auquel je n'ai pas eu le droit d'assister, notre belle Nancy est arrivée. Ce furent des heures difficiles pour moi que de rester assis dans un couloir sans pouvoir rien faire et imaginer ce qui se passait de l'autre côté. Bien sûr, à cette époque, la mentalité voulait que le premier-né soit un garçon, pour perpétuer le nom du père. Il ne faut pas se le cacher, lorsque le premier-né n'était pas mâle, l'expression « on va se reprendre » était de mise.

Les hommes étaient éduqués dans ce comportement, comme les médecins l'étaient à nous exclure complètement de l'accouchement. Dieu merci, cette époque est révolue, ma fille, car si j'ai eu quelques instants cette mauvaise pensée en moi, elle fut bien vite effacée de ma mémoire. Bien sûr, nous aurions d'autres enfants, mais avec la maladie de ma sœur Raymonde, j'avais déjà compris que fille ou garçon, la seule chose qui comptait, c'était la santé du bébé.

Le prénom Nancy est venu en deuxième lieu, car au début, nous avions choisi Kathleen. En te voyant, le prénom de Nancy nous est venu tout naturellement et il te va bien.

Nous avons eu presque quatre belles années pour dorloter notre belle fille unique; elle était notre joie et notre fierté. Quand je devais m'éloigner pour aller aux États-Unis, pour la Compagnie Case International, je me suis rendu compte que ces longues journées m'avaient privé de ton rire tellement intense. C'est d'ailleurs ce qui te caractérise depuis 40 ans.

Le petit Jésus dans la crèche, en cette année 1969, n'était pas en cire, mais en chair et en os.

Tu aimais tellement te déguiser et faire des cabanes avec des couvertures, dans le salon, que c'était devenu un rituel journalier entre toi et moi.

Je sais que tu étais prête à tout faire pour me combler de bonheur, mais tu savais le faire d'une façon bien spéciale que je n'ai jamais comprise. Tu n'avais qu'à me regarder dans les yeux avec ton petit sourire et j'étais conquis.

Ayant vécu toute ma jeunesse avec mes sœurs, j'avais plus d'affinités avec les filles qu'avec les garçons. Avec toi, tout a toujours été plus facile. On se regardait et on se comprenait, assez que maman était jalouse de notre complicité.

Très vite, tu essayais de m'imiter en portant mon chapeau de directeur de funérailles ou en jouant à faire la morte sur le plancher. Tu voulais toujours descendre en bas avec moi quand j'allais embaumer. Tous les prétextes étaient bons; maman ne voulait pas et moi non plus, car tu étais trop jeune encore pour comprendre ce qui se passait en bas. Du moins, c'était ce que nous croyions qui était le mieux pour toi.

La nuit, quand tu étais malade, le seul remède que j'avais pour toi était de te promener dans mes bras en écoutant de la musique classique. *Les Quatre Saisons* de Vivaldi ont fait partie de nos nuits très souvent. Je crois que c'était aussi bon que bien des médicaments; en tout cas, ça fonctionnait.

Plus tard, tu as eu la permission de venir avec moi en bas. Encore là, l'entente était parfaite et la peur n'existait pas. Avec Napoléon, toi et moi, le trio était parfait. À 11 ans, une petite fille qui assistait et aidait à embaumer, c'était plutôt rare! J'étais fier et content de ma fille, et même grand-père Napoléon l'était aussi. Était-ce un signe? Je le crois, ma relève était assurée ainsi que celle de mon père.

Mais comme toute bonne chose a une fin, la maladie est entrée dans ma vie et dans celle de ta mère. Avoir le cancer dans la quarantaine, pour un père et une mère de trois enfants, c'était le ciel qui nous tombait sur la tête. Nous avons eu différentes façons de nous battre contre cette maudite maladie. Il fallait y arriver pour nos enfants. Que de jours et de nuits à pleurer en secret, que de jours et de nuits à se poser toutes sortes de questions, que de jours et de nuits à avoir peur. La douleur, le désespoir, et bien sûr, la peur faisaient désormais partie de nos vies à tous les cinq.

Continuer à travailler malgré la douleur et la faiblesse était surhumain; ma grande fille, qui était au loin pour étudier, me manquait grandement. Comment lui dire sans brimer ses projets d'avenir? Mon père qui s'en allait déjà vers le Seigneur, m'aidait en partie dans mon travail, mais le trio parfait était maintenant du passé.

Cette maladie a tout brisé ; nos espoirs de vie étaient réduits, étant donné qu'en 1986, le mot CANCER était synonyme de mort à moyen ou long terme. J'ai donc décidé de me battre à ma façon, c'est-à-dire en apprivoisant cet état de maladie, en parlant de cette maladie avec mes amis et ma famille. J'essayais de vivre comme si j'étais en pleine forme ; je ne voulais pas que cette maladie ait le dessus sur moi. Mais dans les pires moments, en 1986, j'ai pensé au suicide. Mais avec l'aide de personnes comme Gervais Lapointe, Ferenc Fékété et mon grand ami Gérard Lambert, j'ai pu m'encourager à continuer le combat. Ces trois personnes étaient le nouveau trio dans ma vie.

Plusieurs années plus tard, quel choc pour moi de voir partir Florence, qui semblait elle aussi de son côté avoir la force de vaincre cette maladie. N'ayant pas toute la force nécessaire pour l'aider dans sa maladie comme je l'aurais voulu, n'ayant moi-même que la force nécessaire pour survivre. Comment aurait pu être notre vie si seulement un de nous deux avait été malade ? Difficile de le dire. La maladie fait souvent beaucoup de ravages dans nos corps et encore plus dans notre esprit et notre entourage. Concilier travail, famille, maladie n'est pas évident. Nos enfants, en particulier notre dernier fils, n'ont connu que le mot cancer depuis plus de 20 ans maintenant.

Chaque jour, je remercie Dieu de me donner la force de continuer ; mais à mon grand désespoir, ma belle petite fille est aujourd'hui aux prises avec cette maudite maladie qui gruge nos vies. Notre fameux trio est maintenant devenu un duo. Je sais par quel chemin elle devra passer pour peut-être s'en sortir. Pas d'illusions, le cancer est un ennemi sournois qui brise nos vies. Ayant toi aussi trois enfants comme moi, ayant le cancer comme moi, que de coïncidences. Il m'est passé souvent par la tête : avons-nous laissé en héritage cette maladie à nos enfants ? J'espère que non, je ne peux supporter que ma fille ait à vivre ce que j'ai vécu et ce que je vis encore. Je sais que son trio à elle (Nicolas, Émilie et Rébéka) pourra la motiver et la supporter comme j'ai eu le support de mon trio (Nancy, Jean-François et Étienne). Maman Florence m'a supporté et aidé dans tout ça autant qu'elle a pu le faire malgré son propre état de santé. J'espère avoir été aussi un support pour elle à ma manière; j'ai fait pour le mieux malgré tout. Je sais aussi que Justin, ton mari, fait sûrement tout ce qu'il peut pour te supporter et te motiver à continuer le combat contre le cancer.

Sois assurée, ma fille, que je serai toujours avec toi tout au long de ta vie. Qui est mieux placé que moi pour comprendre tes peurs, tes angoisses, tes larmes, ta colère, tes espoirs, tes jours maussades, tes questionnements? Je te comprends, je t'admire et je t'aime comme toi tu m'as compris, admiré et aimé depuis l'annonce de ma maladie.

Vis chaque jour comme si c'était le dernier; vas-y, ma grande, on s'en sortira.

Papa Daniel qui aime sa petite fifille,
xxx

Daniel Lambert

Lettre à mon papa

Mon père, c'est le plus fort! Je l'ai dit plusieurs fois à mes amis et j'étais certaine de ce que je disais. Je le crois encore fermement. Quand j'étais petite, les meilleurs souvenirs, les plus lointains aussi, se passaient dans la boutique de forge de grand-papa où tu me laissais toucher à tous les outils et où tu me permettais même de tourner la manivelle pour souffler de l'air dans les tisons de charbon de bois. J'allais trop vite parfois, et ça faisait des flammèches, comme j'adorais ça. Pendant que tu réparais un grille-pain ou autre chose, parce que tu réparais toujours les choses, tu me donnais quelque chose à faire, comme faire du ménage dans les boulons et les vis; j'adorais revenir à la maison, les mains toutes noires de saleté; j'avais «travaillé» fort, moi, comme mon papa.

Te souviens-tu quand tu m'avais fabriqué une glace pour patiner devant la maison ? Tu venais même patiner avec moi, avec une chaise au début ; mais ensuite, tu m'as montré à avoir confiance en moi et à me lancer sur la glace et à me tenir sur mes deux jambes toute seule. Personne d'autre à part toi n'a pris le temps de me montrer à aller à bicyclette. Tes encouragements me donnaient des ailes ; j'en avais besoin pour avancer dans la vie et c'est encore comme ça, tu sais.

Combien d'efforts et de nuits sans sommeil as-tu passées pour me faire plaisir et me construire la plus belle et la plus grosse glissade de glace jamais construite à Saint-Patrice ? J'étais donc fière d'inviter les autres chez nous ; MON papa avait fait ça pour MOI. Tu passais tes soirées à geler, tu modelais les courbes, glaçais les marches ; tu avais même installé une lumière pour qu'on puisse glisser le soir. Wow ! Même Marie Bilodeau s'en rappelle comme d'un exploit sans précédent. Elle était jalouse parce que moi, mon papa était jeune et plein d'idées et de projets. Un jour, tu as même acheté un *dune buggy* que tu m'as laissé conduire !

Tu es celui qui m'a appris à conduire la voiture. Aussi, te souviens-tu quand on est allés jusqu'à East-Broughton et qu'on est restés pris dans la cour glacée de mon oncle Gervais ? Tu n'avais pas paniqué et tu m'avais appris à sortir de ce mauvais pas avec calme, en conduisant la voiture de façon à ce qu'on sorte de la glace et qu'on puisse monter jusqu'en haut.

La motoneige aussi est un bon souvenir pour moi ; tu me laissais la conduire et tu organisais toujours des belles randonnées avec Jean-François, maman et moi. J'ai appris à aimer la nature à tes côtés, car tu es celui qui a pris le temps de me la faire aimer. Nous avions un grand jardin plein de bons légumes que nous dégustions en famille. Tu te souviens des randonnées sur la rivière dans un capot de voiture ? Aller à la pêche avec toi, avec de vieilles cannes à pêche de grand-père. Mais qu'à cela ne tienne, ce n'était pas important ; l'important, c'était le temps que je passais avec toi.

Tu m'as aussi amenée à la chasse, me montrant les beautés de l'automne flamboyant de couleurs et d'odeurs. Je me rappelle aussi avoir été aux atocas avec toi ; j'ai eu peur de couler au fond du lac, mais tu savais nous rassurer et nous guider. Tu te souviens de la fois où on s'était même fait tirer dessus par une folle de l'autre bord du lac ? Tu avais su nous protéger et on s'en était allés en sécurité.

J'aimais aussi réparer les clôtures de perches avec toi, tenant la masse énorme dans mes petites mains, j'étais importante. Tu as aussi pris le temps de passer le journal avec moi quand il ne faisait pas beau ou qu'il faisait trop froid ; en tout temps, tu m'as appuyée dans mes idées folles. Quand, enfin, tu m'as permis d'embaumer avec toi, ce fut vraiment le plus beau moment de ma courte vie ; ça peut paraître morbide, mais non, c'était vraiment comme si j'avais le droit d'être grande et de participer à un rituel très, très important. C'est sûr que j'ai eu un choc en voyant le corps qui avait subi une autopsie, mais là encore, tu me rassuras et m'expliquas comment ça fonctionnait. Grand-papa aussi avait l'air fier que je pose tant de questions et que je sois intéressée par son travail avec toi.

Te souviens-tu quand j'étais adolescente, comme j'étais rebelle ? Pourtant, lorsqu'on embaumait, on se comprenait tellement bien, on arrêtait pour fumer une petite cigarette tous les deux. On prenait un café, on placotait, on recommençait à travailler et on était donc fiers de notre travail. Dans ce temps-là, j'étais «connectée» à toi comme un fil d'or ; j'étais TA fille et personne ne pouvait me remplacer. Tu étais mon idole et tu l'es encore, même si on a eu des différends. Il restera de tout temps que tu es mon père et que je t'aime très fort.

J'ai déménagé plusieurs fois, et tu as toujours été là, malgré la maladie qui te rongeait. Quand vous êtes tombés malades tous les deux, j'ai su que je devais devenir la GRANDE fille et m'occuper de la maison, de mes deux frères et de tout le reste du mieux que je le pouvais. J'ai grandi plus vite que les autres, c'est sûr, mais c'est pas grave, car je suis fière de la femme que je suis devenue, et c'est en grande partie grâce à toi que j'ai pu passer à travers les difficultés de ma vie ; parce que je te regarde et que je me dis, mon père, lui, il a passé à travers, alors moi aussi, je suis capable de le faire. Tous les jours, je pense à toi, à ce que tu rĕprésentes pour moi. Peu importe ce que les gens ont pu dire sur toi, j'ai toujours su faire la part des choses et ne garder que le meilleur, car je suis une fille de cœur, une fille intelligente et une fille qui aime les autres ; je suis tournée vers les gens tout autant que toi. Nous sommes tellement semblables.

Quand on dirigeait des funérailles ensemble, et même par la suite quand j'en ai dirigé seule, les gens nous disaient que nous étions faits pour faire ce travail, que ça paraissait qu'on aimait les gens et qu'on aimait les aider. Ce fut ma motivation et je suis certaine que ce fut la tienne aussi. Nous avons laissé notre marque, tu as tracé le chemin, et moi par la suite, j'ai continué ton œuvre. Si cette maudite maladie ne s'était pas abattue sur moi, j'aurais continué aussi longtemps que j'en aurais été capable, mais j'ai dû abdiquer et je n'ai pas de regrets, car ma vie est plus précieuse qu'une entreprise. J'ai beaucoup de peine de voir ce que Napoléon Lambert & Fils est en train de devenir et je suis sûre que toi aussi, mais il faut tourner la page.

Je suis contente que tu sois heureux, que tu te sois marié à Micheline ; vous êtes heureux ensemble et c'est ce qui est le plus important sur la Terre. Profitez de votre vie à deux, ensemble, réalisez vos rêves et allez aussi loin que vous le pourrez en *winnebago*.

Tu sais, papa, j'écris cette lettre avec mon cœur, avec mon âme ; peu importe ce qui nous arrivera, on sera toujours liés, toi et moi, à jamais. Si un part avant l'autre, il lui préparera une place de choix à ses côtés, qu'en penses-tu ? Je suis tellement contente que tu aies écrit cette lettre qui aura une place de choix dans mon livre. J'ai hâte que tu le lises, ce livre, qui est ma vie, dans lequel j'ai mis toute mon âme et tout mon amour. Il sera le legs à mes enfants et à ma famille, si je pars avant eux.

Pour l'avenir, je te souhaite de la santé, du bonheur et plein d'amour, je te souhaite de réaliser tes rêves les plus fous comme moi j'ai réalisé les miens. Je te souhaite un voyage en Irlande du Nord, du plaisir avec tes enfants et tes petits-enfants, des rassemblements remplis d'amour et de respect. Ne désespère pas, ça viendra, papa, un jour, tous nous serons réunis dans le respect et la paix. Je ne peux pas dire quand, mais un jour, ça viendra, quand tous auront compris la valeur d'une vie et qu'ils reconnaîtront les valeurs que tu nous as apprises : l'amour, le respect, la famille, les amis et la foi en Dieu. Nous ne sommes pas grand-chose dans l'Univers, un grain de sable, mais ce grain de sable est important pour faire partie d'un grand TOUT. Chacun à sa place : j'ai ma place et tu as la tienne aussi, tout près de moi. Tu sais à quel point grand-maman Lucy et grand-papa Poléon aimaient leur famille ; toi et moi, nous sommes comme eux, et bientôt peut-être, tous les autres se joindront à nous et nous aurons le temps de vivre un moment d'amour, un vrai.

Tu as toujours fait ton possible pour bien m'élever, mes frères aussi ; tu as toujours donné ton 110 %. Personne ne peut te remettre sur le nez que tu n'as pas travaillé assez fort ou que tu nous as laissés tout faire, et je t'en remercie. J'ai eu des parents intelligents, consciencieux et ayant les valeurs aux bonnes places. Je te remercie pour le temps que tu m'as consacré et tout l'amour aussi que tu m'as donné et que tu me donnes encore, car je suis capable de reconnaître les efforts des autres, leur bonne volonté et leur amour pour moi.

Tu es très important pour moi, ne reste pas trop loin de ma vie. Merci d'être ce que tu es, je t'aime tendrement.

Ta fille Nancy, xxx

Martine, une amie de Nancy

Rencontre avec un ange !

Le premier contact que j'ai eu avec Nancy, c'est par l'entremise d'un site Internet. Le forum de *Minçavi*. Nancy nous lançait une invitation pour se joindre à elle pour participer à la marche Course à la vie pour combattre le cancer. Son message m'a interpellé grandement et je trouvais la cause très louable. J'ai donc accepté l'invitation de Nancy de me joindre à elle pour cette bonne cause.

À ce moment, je n'étais pas du tout consciente que Nancy souffrait de cette maladie. C'est lors de nos discussions en ligne que j'ai appris cette mauvaise nouvelle.

Mon désir de participer à la marche avec Nancy a alors augmenté. J'avais vraiment envie de vivre ce moment avec cette personne que je ne connaissais qu'à travers des mots, mais qui déjà me faisait penser à un ange.

Quelle fut ma joie, en ce dimanche matin, de rencontrer enfin Nancy en personne. Chaleureuse, souriante, confiante, le regard rempli de bonheur de nous voir tous là avec elle, à partager ce moment important pour la lutte contre le cancer.

J'ai été accueillie par Nancy et ses compagnes de marche avec une telle chaleur que je me suis sentie vraiment bien tout de suite. J'avais vraiment l'impression de connaître ces gens depuis toujours.

Depuis cette journée, nous ne nous sommes jamais revues, Nancy et moi. Il n'en reste pas moins que Nancy reste dans mes pensées et que sa force d'affronter la maladie me donne des frissons dans le dos. Chaque fois qu'on discute en ligne, son courage me donne des ailes.

Nancy, j'aime ta personne, ta chaleur, ta force, ta confiance, ta détermination.

Nancy, je pense à toi.

Martine, xx

Hélène Roussin, une amie de Nancy

J'ai appris à connaître Nancy tout d'abord par son métier de thanatologue, puis en tant que femme, et finalement comme amie.

Aux environs de l'an 2000, nous sommes devenues de grandes copines et de grandes confidentes, car ma fille de neuf ans allait s'occuper des enfants chez elle lorsqu'elle devait, au tout début, s'occuper de la comptabilité et qu'elle avait besoin de calme. Ma fille jouait donc dehors avec le trio d'enfants ou inventait des jeux pour les tenir occupés et les faire rire aux éclats. Toujours à l'extérieur, car Nancy demandait le silence. Je passais voir « si tout allait bien », car j'étais consciente que trois jeunes enfants pour une fillette de neuf ans, c'était tout un contrat ! Nous en profitions alors pour prendre un bon café, Nancy et moi, ce qui l'obligeait à arrêter de travailler un peu, et je voyais très bien à quel point ce travail de comptabilité l'accablait et la tourmentait.

Les enfants étaient très jeunes et tout le monde sait à quel point j'adore les enfants ; il fut donc naturel pour moi d'être auprès d'elle et de Nicolas, d'Émilie et de Rébéka au fil des ans. Je peux dire que je les connais assez bien, presque sous toutes leurs coutures : tantôt coquins, tantôt taquins, choqués, ou en pleurs. En leur parlant, j'ai réussi à éteindre bien des feux, pour venir en aide à Nancy, qui baissait parfois les bras, tant de fatigue que de désespoir ! J'ai cinq ans de plus qu'elle et une patience avec les enfants qu'elle appréciait particulièrement !

Puisque mes enfants étaient déjà des adolescents, j'étais enchantée de me retrouver avec des petits enfants aux couches. Encore aujourd'hui, ses enfants n'aiment pas toujours mes conseils, surtout en vieillissant, ils « montent vite aux barricades » lorsque je viens voir leur maman, ou la chercher pour aller prendre une marche, car je leur « enlève » alors leur mère (dans leur cœur d'enfant). Je les comprends ; pour moi aussi, Nancy est une amie précieuse à mes yeux et j'aime lorsque nous pouvons passer du temps juste elle et moi, pendant qu'elle est encore de ce monde.

Que de beaux souvenirs lorsque nous allions marcher chaque soir, chacune avec nos petits chiens en laisse, alors qu'elle le pouvait encore, car maintenant, c'est chose du passé. Sa santé s'est tellement détériorée, dernièrement, qu'une simple marche devient un chemin de croix. Elle suit présentement des traitements de radiothérapie dans la hanche afin de l'aider encore un peu plus.

J'aime être en contact avec elle, lui parler, lui donner des conseils (j'ai toujours quelques petits conseils d'amie à lui donner, à elle de les prendre ou non!). On peut dire que Nancy en a vu des vertes et des pas mûres dans son métier et dans sa vie, mais à quoi servent les amis sinon à s'entraider en se donnant des conseils? Et que dire de nos mémorables soupers d'amies avec Martine Turmel. Des fous-rires à en faire rougir plusieurs dans le restaurant! Ne plus être capables de manger tellement nous rions, oui, nous avons eu de bons et beaux moments que nous tentons de répéter, autant que possible, à chaque mois. Ces soupers sont empreints de souvenirs, d'idées, de folies, de rires et surtout, surtout, d'amitié. C'est comme une bouffée d'air pur dans nos vies mouvementées. Ca fait du bien à tout le monde!

Pour moi, Nancy est une «grande femme», une personne qui prend sa maladie avec sérénité. Je trouve qu'elle est très sereine malgré tout, malgré le fait qu'elle se sente «partir». Beaucoup plus sereine que moi, parce que je trouve cela très, très difficile. Je me dis: «Je ne veux pas perdre mon amie tout de suite, j'aimerais l'avoir près de moi pour encore plusieurs années, lui présenter mon premier petit-enfant, ce qui arrivera bien un jour, puisque mon plus vieux est présentement âgé de 20 ans. J'aimerais qu'elle puisse rester avec nous encore bien des années.»

Pour moi, Nancy est une grande amie et je la trouve merveilleuse, mais saviez-vous qu'elle est aussi une très bonne maman? C'est certain qu'avec tout ce qu'elle subit et qu'elle aura encore à subir, les enfants trouvent cela très dur à traverser, mais je veux leur tendre la main afin qu'en tout temps, avant, pendant ou après, ils puissent toujours venir me voir pour que je leur «raconte» leur maman. Je serai là pour eux.

Je veux te dire, Nancy, que je t'aime très fort.

Ton amie,
Hélène Roussin
St-Patrice-de-Beaurivage

L'infirmière pivot de Nancy

Lorsque j'ai connu Nancy, en mai 2006, elle venait d'avoir sa mastectomie. En tant qu'infirmière de recherche, j'avais à lui proposer un protocole de chimiothérapie plus intensif que la chimio standard. Cette partie de mon travail n'est jamais simple, car j'interviens au moment où les patientes sont sous le choc d'apprendre qu'elles auront à subir de tels traitements ; mais pas Nancy !

Je la revois entrer dans mon bureau, l'air fonceur et déterminé, accompagnée de son conjoint tout aussi en contrôle. Durant notre entretien, il n'y aura pas de larmes. D'entrée de jeu, les deux me feront comprendre qu'ils connaissent la situation et savent à quoi s'attendre, la mère de Nancy ayant passé par là quelque temps auparavant. Ils écoutent mes explications, mais leur idée est déjà faite : Nancy participera au protocole qu'elle voit comme un « must », car elle veut mettre toutes les chances de son côté. Elle est même prête à signer le consentement sur-le-champ ; pas d'hésitation !

J'avoue avoir été un peu déstabilisée, au début, devant cette patiente au dynamisme hors du commun, et j'ai dû vite apprendre à m'ajuster, car tout au long de notre collaboration, j'avais affaire à une personne très organisée, pleine de projets et d'un positivisme à toute épreuve.

En octobre 2007, lorsqu'on diagnostique une récidive de sa maladie, Nancy éprouve sur le coup de la déception et de la tristesse, mais encore là, cette nouvelle épreuve n'est pas perçue comme une catastrophe, mais comme un défi à relever.

Chapeau Nancy !

Luce Dubé
Infirmière Pivot

Un mot de Marie-Pierre à Nancy

Ma chère Nancy,

Que de moments émouvants nous avons vécus tout au long de ce voyage à travers ta vie. Cette incursion dans ton intimité m'a fait découvrir non seulement la femme que tu es, mais encore plus, celle que tu serais devenue. Lorsque Dieu te rappellera à lui, Il nous privera d'une personnalité hors du commun, d'une énergie débordante et parfois dévorante, commme diraient tes amis, mais surtout d'une femme au cœur grand comme ses rêves.

Tu donnes à tous ceux qui te connaissent une leçon de courage et de détermination. Tu as aussi tes moments de faiblesse et de découragement, mais tu retombes si rapidement sur tes pieds que l'on a parfois de la difficulté à te suivre. Pouf! Nancy est de retour! C'est comme si un druide avait, durant la nuit, effacé les affres de tes souffrances autant morales que physiques.

Le temps passera Nancy, mais ton souvenir et ton sourire demeureront dans le cœur de ceux qui t'ont côtoyée. En espérant que ce livre sur ta vie ait répondu à tes attentes.

Ton amie, Marie-Pierre.

« Nous croyons trop souvent que Dieu n'écoute pas nos questions,
C'est nous qui n'écoutons pas ses réponses. »

— François Mauriac

Remerciements

JE TIENS À REMERCIER DE NOMBREUSES PERSONNES qui, d'une manière ou d'une autre, ont contribué à mon bien-être autant physique que moral. Leur présence dans ma vie a été essentielle. Merci à :

— Béatrice Leclercq et Carl Duchesneau, pour m'avoir laissée écrire plusieurs pages de ce livre, bien installée dans mon automobile près de leur lac magnifique, écoutant les grands vents souffler dans les sapins et entendant le cri perçant du geai bleu dans son vol, pendant que ma belle Rébéka suivait ses cours d'art avec Béatrice les mercredis après-midi, et pour m'avoir encouragée à poursuivre mes rêves et à aller de l'avant malgré la maladie ;

— Madame Noonan, pour ses visites irlandaises ;

— Le groupe «Bonjour la vie», pour être là près de moi ;

— Johanne et Luc, pour leurs encouragements et leur amitié ;

— Isabelle Guay, Magda Chabot, Sylvie Racine, Paul Morin, Annie et Stéphane ;

— Anick et Daniel, pour la marche dans le bois au camp de l'Arche et les bons petits plats et les soupers ;

— Stéphane et Valérie, pour les fous rires en vacances près de la mer et les bons drinks dans le bar de la piscine à Punta Cana ;

— Gaétane Vaillancourt, pour son écoute du cœur ;

— Martine Turmel et Hélène Roussin, pour les dîners de filles où les fous rires étaient tellement présents qu'on avait peine à manger ;

— Alain Champagne, pour l'encouragement de tous les instants dans notre vie ; il nous a suivis à travers toutes nos péripéties et folies ;

— Évelyne et Steve Napert, pour toute l'aide apportée au début de ma maladie et leur amitié ;

— Jocelyn et Francine Napert, pour leur grande compréhension lorsque Justin devait quitter en trombe pour venir prendre soin de nous et venir avec moi à mes nombreux rendez-vous ;

— Ma tante Monique, pour l'accompagnement ;

— André Hudon, pour sa présence réconfortante et ses accompagnements lors de traitements ;

— Ma tante Gemma, pour TOUT ;

— Aux professeurs de mes enfants, qui ont su porter une attention spéciale à ce qu'ils vivaient de difficile à la maison, de même que pour leur aide ;

— Kathleen Marcoux, Jinny Boilard, André son époux, Marie-Ève Mercier, pour leur indéfectible amitié ;

— Alex Parent, pour les œuvres d'art qu'il a créées pour nous à la maison, œuvres qui passeront le temps et l'espace et qui font encore rêver mes enfants chaque soir, ainsi que pour son amitié au fil des quarante dernières années ;

— Marie-Pierre Michaud et son époux, pour tout le temps consacré à m'écouter, à réécrire, à transcrire, à corriger, à recorriger, à relire et à « rerelire » mes textes avec autant de cœur et de compréhension ;

— Drs Claire Nantel et Louis Duquette, pour leur écoute du cœur et leur professionnalisme pendant ma maladie ;

— Toute l'équipe de la Clinique du sein Deschênes-Fabia de l'hôpital du Saint-Sacrement, pour tous les bons soins qu'ils ont su me prodiguer ;

— Tous les anges du Centre de jour de la Maison Michel-Sarrazin, pour leur présence réconfortante et leur chouchoutage quand j'en avais le plus besoin ;

— Toutes les familles que j'ai eu à servir lors de décès ; à vous tous, merci pour votre accueil dans votre peine et merci également pour toute la compassion que vous avez eu que j'étais malade ;

— Mon père Daniel, pour avoir été là malgré tout, dans les bons et les mauvais moments, pour avoir su garder le lien et pardonner, se pardonner et me pardonner ; merci, papa, d'être encore là près de moi, et merci à ta femme Micheline Demers pour avoir su tempérer les tempêtes de notre vie ;

— Mon époux Justin qui, malgré les ouragans que nous avons traversés, a su en tirer le meilleur, le plus positif, le plus beau, et tourner chaque moment difficile que j'ai traversé en un moment de joie et de plaisir. Merci pour ton appui indéfectible pendant ces dix-huit dernières années ;

— Mes enfants : Nicolas, pour ton courage, ta force de caractère, ton amour avec un grand A ; Émilie, pour ton aide de tous les jours, ton oreille attentive, ton grand cœur et ta tendresse ; Rébéka, mon soleil du matin, mon sourire éternel : à travers toi, je vois toujours le bon côté des choses ; mon artiste, toi qui sais me faire sourire, voir qu'il fait beau et que le soleil brille ; merci à vous trois, merci, merci, merci ;

— Tante Jeanne-Mance, tante Cécile, tante Louise, tante Annette, tante Gisèle, tante Monique, « la gang de filles », pour m'avoir permis de mieux comprendre qui était ma mère et quelle femme merveilleuse elle était ; merci aussi de m'avoir permis de vivre une « soirée de filles » en bonne et due forme et de m'avoir écoutée avec les yeux du cœur ;

Merci finalement à tous ceux et celles qui ont croisé un jour ou l'autre mon chemin, car de vous avoir connus fait de moi ce que je suis aujourd'hui ; chacun et chacune de vous m'avez laissé un morceau d'étoile, ce qui me donne le courage d'avancer jour après jour, même si c'est souvent si difficile.

MERCI !

Les étapes d'une vie

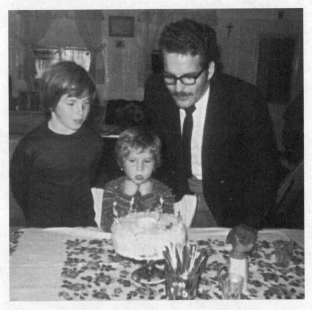

Nancy souffle ses cinq bougies,
un des nombreux moments dans la cuisine de grand-maman Lucy.

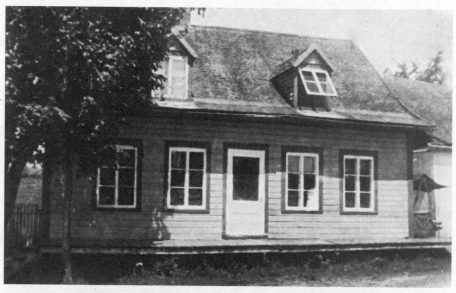

La maison familiale de Stanislas Allan et Arthémise Bourgault, qui devint le premier salon funéraire (1835). La maison fut rénovée de nombreuses fois et est devenue, en 2006, la résidence familiale de Nancy et Justin.

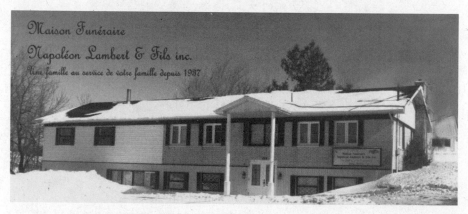

Deuxième salon funéraire, en 1967

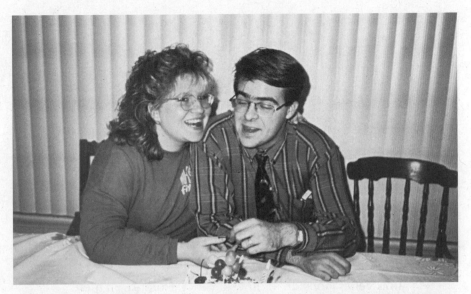

Des fiançailles surprises pour Nancy, le 16 octobre 1993, à ses 25 ans.

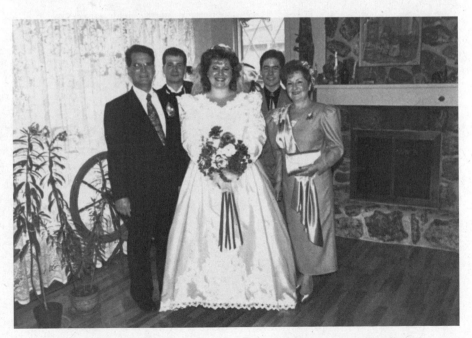

Mariage de Nancy, le 3 septembre 1994, avec sa famille.
Ses parents sont déjà atteints du cancer depuis plus de neuf ans.

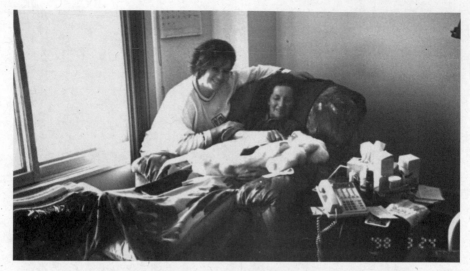

Trois générations de femmes : Nancy, Florence sa mère
(trois jours avant son décès) et la petite Émilie, alors âgée de 22 jours.

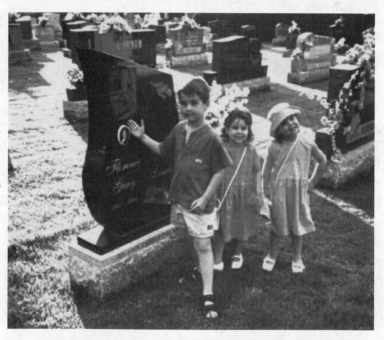

Nicolas, Rébéka et Émilie, les enfants de Nancy,
lors d'une visite à grand-maman Florence.

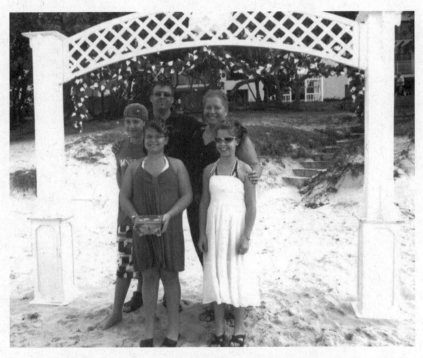

Renouvellement des vœux de mariage (15 ans) de Nancy et Justin sur la plage de Varadéro, Cuba, en janvier 2009.

À propos des auteures

Marie-Pierre Michaud

Marie-Pierre Michaud œuvre dans le domaine littéraire depuis de nombreuses années. Après l'obtention de son baccalauréat et de sa maîtrise en études littéraires, l'auteure s'est mise sérieusement à l'écriture et a publié trois romans. Un quatrième roman à caractère ésotérique est présentement en cours d'écriture.

Impliquée bénévolement dans son milieu, elle participe à une émission littéraire en Beauce, où elle tient depuis un an et demi une chronique littéraire.

Nancy Lambert

Après des études en langues et en droit, Nancy Lambert a opté pour la tradition familiale et est devenue thanatologue comme son père Daniel, son grand-père Napoléon Lambert et son arrière-grand-père Stanislas Allen. Désireuse d'aider les gens à mieux vivre leur deuil, Nancy n'hésitait pas à passer outre les traditions établies dans le milieu.

Parmi ses rêves, l'écriture tient une place importante et c'est avec plaisir et passion qu'elle s'est impliquée dans l'écriture de sa biographie.

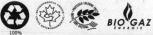

www.AdA-inc.com
info@AdA-inc.com

L'impression de cet ouvrage a permis
de sauvegarder l'équivalent de 11 arbres.